# MON RUNNING PLAISIR

*avec Romane*

Avec la collaboration d'Alexandra Raillan.

Édition : Emmanuelle Bertran
Relecture : Marie Piquet
Maquette et design de couverture : Emmanuelle Audebrand
Photographie de couverture : © Adobe Stock
Photographies de l'auteure - couverture et intérieur : © Droits réservés
Illustrations de l'auteure à l'intérieur : Clémence Barbier
Autres illustrations : © Adobe Stock


76, boulevard Pasteur
75015 Paris - France
ISBN : 979-10-285-3363-2

ROMANE LEMIÈRE
@runromane

# MON RUNNING PLAISIR
*avec Romane*

LEDUC

# Sommaire

*Avertissement : tous les conseils proposés dans ce livre ne remplacent pas l'avis du médecin. Consultez un professionnel de santé si vous avez des problèmes médicaux ou des restrictions alimentaires.*

# INTRODUCTION

La course a toujours fait partie de ma vie... même quand je ne courais pas. Enfant et adolescente, je passais la plupart de mes week-ends à encourager mon père lors de ses compétitions. Mais moi, courir ? Jamais, pas même pour le cross du lycée. Et puis un jour, la course à pied m'a rattrapée. Je venais de m'inscrire en STAPS pour devenir kinésithérapeute du sport. Et je devais choisir une activité pour me remettre en forme. Pourquoi pas le running ? J'ai vite compris que cette activité demandait de la rigueur, de la discipline et un mental d'acier. Avec les encouragements de mon père, j'ai tenu bon. La suite ? Je l'ai partagée avec vous dans mon premier livre *Un pas après l'autre : de l'anorexie aux marathons*. À force d'essayer d'entrer dans les cases, je me suis oubliée. Et j'ai découvert une vertu insoupçonnée de la course, celle de me raccrocher à la vie. Je voulais courir. Et pour courir, je devais me nourrir... Je n'ai jamais lâché les runs, même quand j'étais au bout de mes forces. Je sais au fond de moi qu'en plus des traitements et du suivi, c'est cette folle envie de courir qui m'a aidée à guérir. Aujourd'hui, sept ans après, je vais mieux. Beaucoup mieux, d'ailleurs. Et je cours encore ! J'ai construit ma vie autour de cet univers : mon partenaire partage ma passion, mon métier me permet de discuter et d'aiguiller les coureurs, mes journées sont rythmées par mes séances d'entraînement. Bref, je vis ma meilleure vie comme on dit. Et puis en novembre 2023, c'est le « drame ». Alors que je m'entraîne pour le marathon de Valence, je sens une douleur anormale au genou. Le plus dur pendant cette période qui s'est prolongée jusqu'en juillet 2024 ? Aucun médecin n'a vraiment su ce que j'avais. En revanche, j'avais si mal que c'était physiquement impossible de courir. La ronde des rendez-vous a duré des mois, jusqu'en mars 2024, j'ai vu tous les spécialistes possibles et inimaginables, trois médecins du sport, deux kinés, deux ostéopathes, un acupuncteur, et j'ai surtout passé tous les examens, de la radio à l'IRM. Chacun avait son diagnostic, son traitement, mais en réalité rien ne fonctionnait. Je souffrais toujours autant. Cinq mois après ma blessure, j'ai arrêté de consulter parce que la consultation elle-même devenait source de stress.

La douleur m'obsédait toute la journée, je n'arrivais pas à penser à autre chose. J'ai vécu de longs moments d'angoisse. J'étais à bout, je pleurais tout le temps, j'ai même démissionné de mon travail, car je ne parvenais plus à me concentrer... Et, outre la souffrance, ne pas pouvoir poser un diagnostic suppose aussi l'absence de visibilité sur la reprise normale des entraînements. Souvent, je me disais que j'aurais préféré que ce soit une fracture de fatigue afin de pouvoir me projeter à J + 3 mois... Là, je me sentais complètement impuissante. En avril 2024, j'ai décidé de couper carrément, le temps nécessaire pour que mon corps aille mieux. Et que ma tête arrête d'y penser.

Du jour au lendemain, je n'ai plus rien fait : pas de course, pas de marche, plus aucune sortie. Rien. J'ai laissé mon corps au repos total parce que j'étais convaincue que c'était ce dont il avait besoin. Même si les médecins m'invitaient à continuer de courir. Personnellement, je sentais que j'étais à bout et qu'un arrêt s'imposait. Le choc a été violent, la transition entre le tout et le rien, pas facile à gérer. Mais je n'avais pas d'autre choix : j'avais mal. Quand je me levais le matin, je ne pouvais plus poser la jambe au sol.

« *J'ai construit ma vie autour de cet univers : mon partenaire partage ma passion, mon métier me permet de discuter et d'aiguiller les coureurs, mes journées sont rythmées par mes séances d'entraînement.* »

En définitive, on n'a jamais su quel était le problème. Mais après ce long moment de repos, d'abord de dix jours, puis finalement trois semaines, je me consacrais à ce qui me faisait du bien : j'écrivais, je regardais des séries pour mettre mon cerveau en pause, je suis aussi allée nager et j'ai fait du vélo. Ces deux activités me plaisaient moins, mais elles me permettaient de garder un infime lien avec le sport, essentiel également à mon équilibre... À l'issue de cette coupure, j'ai pu de nouveau chausser mes baskets.

## QUE M'A APPRIS CE *BREAK* ?

### En premier lieu, l'importance de s'écouter.

C'est la première fois que je m'écoutais vraiment ; malgré la crainte de lâcher le run, ma seule bouée de sauvetage, depuis mon anorexie. Je redoutais également de replonger : « Si j'arrête de courir, je ne vais jamais réussir à manger ». Cette pensée tournait en boucle dans ma tête. Voilà pourquoi la perspective de la pause m'effrayait. Donc, oui, franchir ce cap-là m'a été bénéfique, ça m'a aussi libérée de plein de choses : de la peur de grossir, de la hantise de ne pas être prête…

### Ensuite la nécessité de s'ouvrir aux autres.

J'adore courir, mais je ne peux pas me résumer à être une « runneuse ». Cette période de doute et de questionnement m'a aussi fait comprendre que j'avais besoin de retrouver un emploi dans lequel je pourrais m'épanouir et rencontrer des gens. J'ai semé les graines de mon changement de vie : nouveau travail en présentiel depuis septembre 2024 en tant que conseillère running en magasin spécialisé, nouveaux amis, nouvelles perspectives de vie. J'ai pris conscience que je ne pouvais pas réduire mon existence à la course.

### Communiquer ou pas ?

C'est durant cette phase de remise en question que j'ai réalisé une vidéo qui a trouvé un très large écho bien malgré moi. Ce jour-là, je me souviens que j'en avais gros sur la patate. Et mes exercices d'écriture ne suffisaient plus. J'avais besoin de verbaliser les choses, d'évacuer par la parole mon mal-être. D'ailleurs, au début de la bande, je précise que je ne suis pas sûre de la poster… C'était vrai. J'ai tourné cette vidéo pour me libérer d'un poids. Je ne pouvais plus courir, et en parallèle, je ne pouvais plus poster sur les réseaux sociaux. Pour transmettre quoi ? J'avais l'impression de ne plus rien avoir à dire. Je n'arrivais plus à discuter, je ne savais plus quoi raconter… J'ai eu envie de partager mon vécu. Une fois la vidéo terminée, je me suis sentie mieux et j'ai décidé d'informer ma communauté justement sur ce qui se passait dans ma vie à l'époque. Et, au final, les retours ont été nombreux et j'ai reçu énormément de soutien et de partage d'expériences, je n'étais pas seule dans mon cas !

Après ces trois longues semaines, petit à petit, j'ai repris le chemin de l'entraînement. La douleur persistait, mais, à la différence d'avant mon arrêt, je l'ai pleinement accueillie. J'ai franchi un cap : oui, j'avais mal, oui, je ne courais plus comme avant. Ce n'est pas tout à fait de la résignation, c'est plutôt une acceptation. J'ai cessé de vouloir lutter contre, j'ai appris à vivre avec… C'est un

> « Tu essaies de courir comme tu l'as toujours fait auparavant avec tes blessures. Et là, tu n'arrives plus du tout à courir. Tu te rends alors compte que c'est peut-être un peu plus grave que ce que tu pensais. »

changement de taille et une énergie en tous points nouvelle ! J'ai compris que c'est lorsqu'on lâche réellement prise sur les événements qu'il se passe des choses. Cette bascule s'est faite grâce à un long travail sur moi et à une rencontre avec un médecin. Ce dernier a su trouver les mots pour me rassurer et m'ouvrir un nouveau champ des possibles en dehors de la course, comme des projets personnels hors course, des envies en jachère, en suspens… Et curieusement, cette prise de recul m'a permis d'y retourner.

Au début, mes sorties étaient très courtes. J'ai repris autour de 10 à 15 minutes de course seulement, et puis, au fur et à mesure, au bout de deux mois environ, j'ai pu de nouveau courir dix kilomètres. Tout est revenu, très très doucement, et j'ai accepté de prendre mon temps. Quand j'ai pu de nouveau enfiler mes baskets, ma joie était telle que j'étais prête à ne courir que quelques minutes de toute façon !

Mon envie de retrouver ces sensations liées à la course s'avérait si grande que j'avais besoin de reprendre des forces. Pendant cette longue période d'introspection, j'ai souhaité partager autrement que sur les réseaux sociaux ma passion pour le running, d'où l'idée de ce guide que vous tenez entre vos mains ! J'y ai mis tout mon cœur et tout mon savoir : mes astuces pour rester motivée, les plans d'entraînement pour commencer ou s'améliorer, les secrets d'une bonne récupération et bien sûr ceux de l'assiette de champion ! J'espère qu'il vous incitera à vous dépasser et surtout à prendre un énorme plaisir à mettre vos baskets !

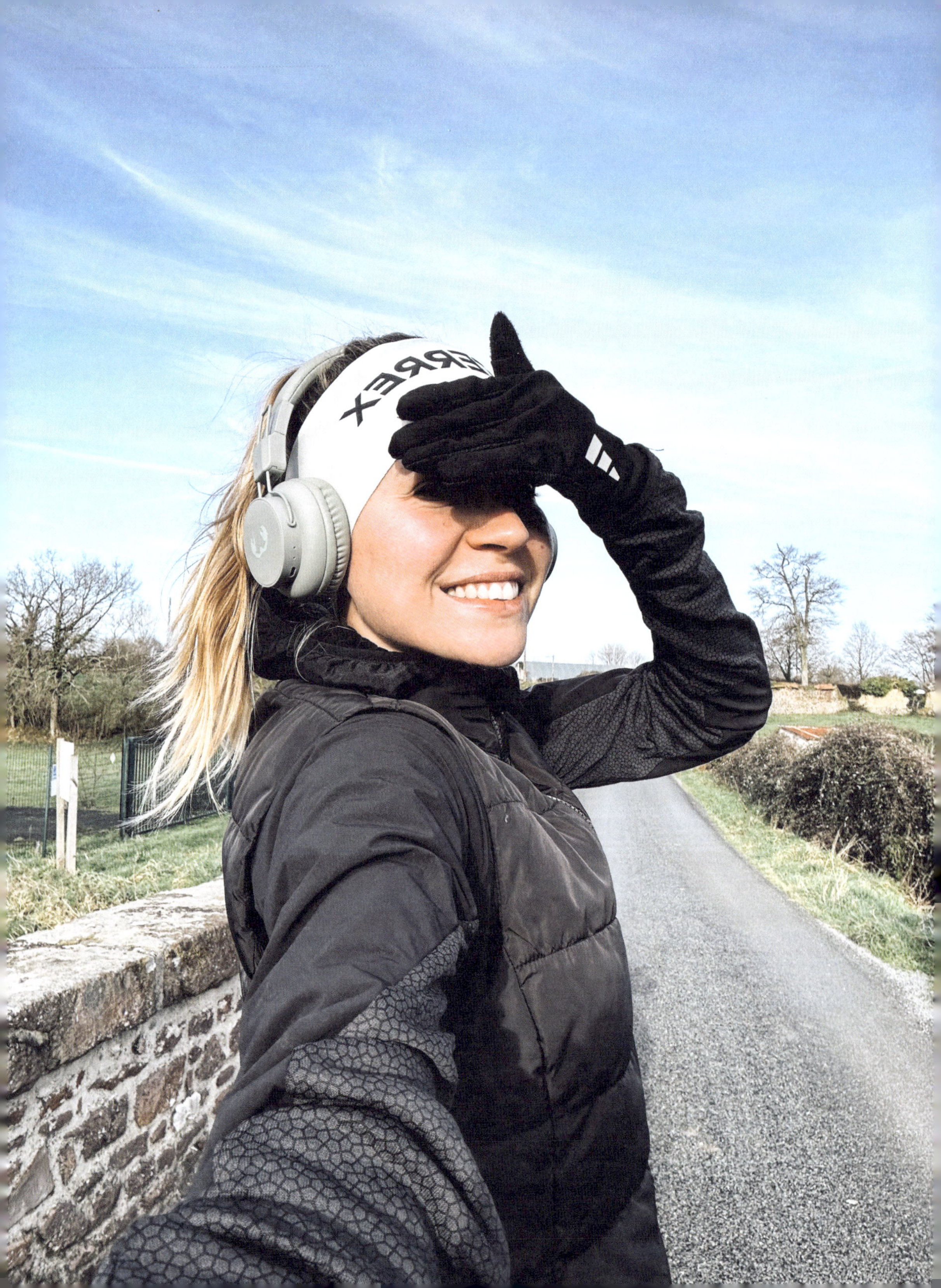

# 1.

# Ma méthode pour UN MENTAL DE CHAMPION

Se mettre à courir, vous allez vite le comprendre, ce n'est pas seulement chausser ses baskets et bouger son corps. Le mental joue un rôle prépondérant à la fois pour trouver la motivation d'y aller, mais aussi pour puiser la force de tenir et de se surpasser. Avant de muscler les jambes, nous allons façonner un mental de guerrier ! Quand j'ai commencé à courir, j'étais loin d'imaginer à quel point le psychologique allait entrer en jeu. Au début, l'excitation, l'envie de tester mes limites et de repousser mes propres barrières me servaient de moteur. Mais très vite, j'ai découvert la fatigue, les jours où la motivation fait défaut, les moments où la douleur se fait sentir et où chaque pas semble devenir une montagne. C'est là que j'ai compris : courir, c'est un défi bien plus psychique que physique. J'ai dû apprendre à dompter mes pensées, à transformer chaque doute en encouragements, chaque faiblesse en force… Aujourd'hui, je peux partager ce long cheminement avec vous.

# Trouver sa technique de motivation

**Je vous rassure, comme tout le monde, je ne suis pas tous les jours motivée ! Parfois, j'y vais sans réel enthousiasme. Mais, étant donné que je cours depuis maintenant huit ans, j'ai réussi à trouver des astuces pour ne pas me laisser gagner par la flemme !**

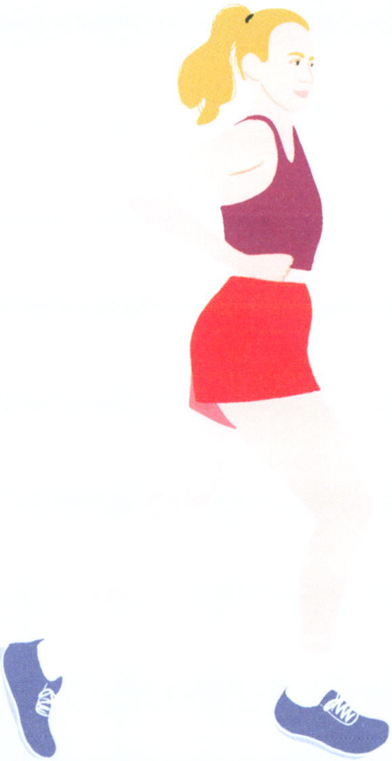

*Je partage avec vous mes expériences, mes conseils, afin que vous prépariez votre feuille de route !*

# LA BASE ? LA DISCIPLINE !

*Oui, je sais, le mot « discipline » peut faire peur. Mais, en réalité, quand je parle de discipline, j'évoque surtout une routine qui me permet de rester concentrée sur mes objectifs et donc de suivre mon entraînement chaque jour.*

## SUIVRE UN PLAN D'ENTRAÎNEMENT

**Le secret est de bien caler ses entraînements dans la semaine en fonction de ses impératifs et de ses contraintes.**

> **Chaque séance doit être inscrite dans votre agenda** (papier ou sur votre *smartphone*) afin d'ancrer ce rendez-vous dans votre planning et de vous préparer mentalement à le suivre. C'est d'autant plus vrai si la séance va être difficile !

> **Chaque séance doit être détaillée :** prenez l'habitude dès le début de votre plan d'entraînement de noter les différents types d'exercices que vous comptez faire (sortie footing, séance de fractionné...)

> **Prévoyez votre plan d'entraînement sur deux semaines** afin de vous organiser au mieux et de programmer parfaitement votre emploi du temps.

> **Diversifiez un maximum les séances** afin de ne pas tomber dans une routine ennuyeuse et démotivante. C'est justement grâce à cette pluralité que je me dis : « Je suis contente d'aller tester cet entraînement aujourd'hui ! »

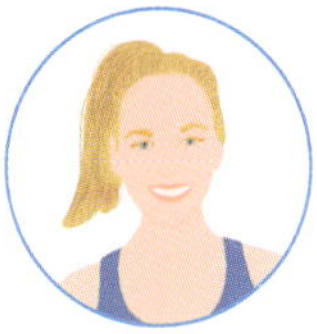

*Mon conseil*

**Pour les débutants** (voir page 54 les conseils spécifiques), vous pouvez, selon vos envies, garder le même trajet ou varier les plaisirs en changeant d'itinéraire.

Pour vous permettre d'y voir plus clair, voici un exemple de plan d'entraînement réalisé par mon coach et conjoint, Alexis Miellet.

La structure reste toujours la même afin de maintenir un entraînement efficace.
Ensuite, le déroulé des séances change d'une semaine sur l'autre afin de mettre de la variété et du plaisir dans les entraînements.

**Lundi** > footing de récupération pendant 45 minutes environ.
**Mardi** > sortie longue avec un peu d'allure pour mettre du rythme entre 1 h 10 et 1 h 15.
**Mercredi** > fartlek* en nature pendant 1 heure.
**Jeudi** > footing de 45 minutes suivi d'un renforcement musculaire de 30 minutes.
**Vendredi** > séance sur piste pendant 1 heure.
**Samedi** > journée de repos.
**Dimanche** > sortie spécifique sur route entre 1 h 10 et 1 h 20.

## L'indispensable temps de repos !

J'intègre toujours dans mon planning une journée de repos complet, sans même un petit footing de récupération. Voici les principales raisons à ce break sportif.

- **Le repos facilite la récupération musculaire :** les muscles ont besoin de temps pour se réparer après un effort intense. Ce temps calme et sans effort physique permet de reconstruire les fibres musculaires.
- **Le repos joue un rôle essentiel dans la prévention des blessures :** courir tous les jours peut entraîner des douleurs et des blessures dues à la sursollicitation des muscles.
- **Le repos participe à l'amélioration des performances :** en effet, ce temps au calme permet au corps de mieux s'adapter à l'entraînement.
- **Le repos préserve la santé mentale :** le repos aide à prévenir le burn-out et à maintenir une relation positive avec la course à pied. De plus, prendre du temps pour soi permet d'améliorer la motivation.

* Ce sont des séances en nature. Un terme non pas anglais, mais d'origine suédoise qui signifie « jeu de vitesse ».

## Semaine 1

**Lundi** > footing de récupération pendant 45 minutes.
**Mardi** > sortie longue d'une durée d'1 h 10 avec insertion de deux parenthèses de dix minutes d'accélérés (mais tout de même moins rapide que l'allure marathon) pour insuffler du rythme.
**Mercredi** > fartlek en nature (5 × 4 ' 00), 1 heure au total avec l'échauffement et la récupération.
**Jeudi** > footing (45 minutes) et renforcement musculaire (30 minutes).
**Vendredi** > séance sur piste/vma* (2 × 8 × 400 m), 1 h au total avec l'échauffement et la récupération.
**Samedi** > repos.
**Dimanche** > sortie spécifique sur route (3 x 10' en allure semi), 1 h 20 au total avec l'échauffement et la récupération.

## Semaine 2

**Lundi** > footing de récupération pendant 45 minutes.
**Mardi** > sortie longue d'une durée d'1 h 30 avec insertion de trois parenthèses de dix, puis six et enfin quatre minutes d'accélérés (mais moins rapide que l'allure marathon) pour insuffler du rythme.
**Mercredi** > séance sur piste/vma (2 x 12 x 30"), 1 heure au total avec l'échauffement et la récupération.
**Jeudi** > footing (45 minutes) et renforcement musculaire (30 minutes).
**Vendredi** > fartlek en nature (2 × (6'-4'-2'), 1 heure au total avec l'échauffement et la récupération.
**Samedi** > repos.
**Dimanche** > sortie spécifique sur route (1 km, 3 x 3 km, 1 km allure semi), 1 h 25 au total avec l'échauffement et la récupération.

* Vitesse maximale aérobie.

## COMMENT ÉTABLIR VOTRE PROPRE PLAN D'ENTRAÎNEMENT ?

**Bien entendu, je vous ai montré un exemple d'un de mes plans d'entraînement pour vous donner une idée. Voici quelques pistes pour vous aider à élaborer votre plan personnel.**

> **Utilisez des couleurs différentes pour vous y retrouver en un clin d'œil.** Vous pouvez aussi imprimer des feuilles vierges de Google Agenda pour vous faire un planning spécifique à chaque fois.

> **Notez bien la nature de la séance.**

> **Prévoyez toujours le temps de trajet nécessaire pour commencer votre séance à l'heure**, surtout si vous courez à plusieurs ou en club (voir page 74).

> **Sortez de votre zone de confort.** Vous n'aimez pas le fractionné ? Prévoyez quand même une petite séance dans la semaine, cela vous permettra d'améliorer votre vitesse et de ne pas faire uniquement ce qui vous plaît !

> **Trouvez le rythme qui vous convient afin d'être dans la régularité.** Mieux prévoir trois séances et les assurer plutôt qu'une séance tous les deux jours et ne pas s'y tenir ! Je dis toujours : « C'est le planning qui s'adapte aux coureurs et pas l'inverse ! »

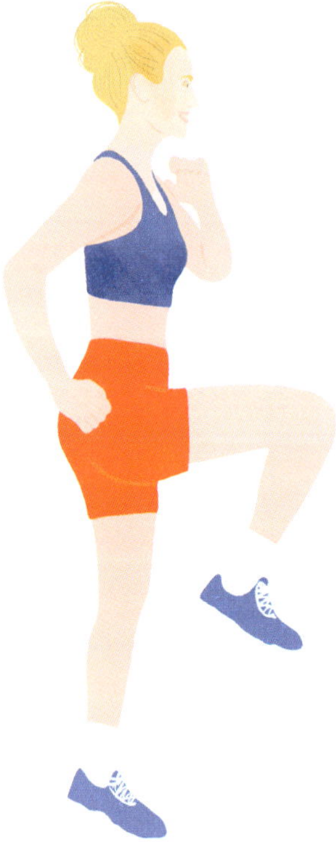

## À chaque séance, ses avantages sportifs

- **La séance d'endurance fondamentale :** elle améliore l'endurance générale en augmentant la capacité aérobie et favorise l'utilisation des graisses comme source d'énergie...
  **C'est bon pour :** **préparer les courses longues, faciliter la récupération après des séances plus intenses, renforcer les muscles et les articulations sans provoquer de fatigue excessive.**

- **La séance piste :** elle améliore la vitesse, offre l'occasion de se concentrer sur la foulée et la mécanique de course, simplifie le suivi des temps et des distances...
  **C'est bon pour :** **ajuster l'intensité, se préparer à des courses spécifiques sur route ou sur piste.**

- **Le fartlek :** il ajoute de la diversité aux séances d'entraînement, ce qui rend la course moins monotone, il combine des périodes d'effort soutenu et des phases de récupération, favorisant l'endurance aérobie et la vitesse...
  **C'est bon pour :** **développer la capacité à changer de rythme, ce qui est utile en compétition.**

- **La séance spécifique :** conçue pour simuler les conditions de course particulières (vitesse, durée) en fonction de l'objectif (5 km, marathon, etc.)...
  **C'est bon pour :** **peaufiner la stratégie de course (comme le rythme à maintenir), familiariser le coureur avec l'effort requis pendant la course, renforcer la confiance.**

- **La sortie longue :** elle améliore la capacité à maintenir un effort prolongé, favorise des adaptations telles que l'augmentation du volume sanguin, une meilleure efficacité cardiaque, permet aussi de tester la nutrition et l'hydratation en vue des courses longues...
  **C'est bon pour :** **se préparer à des courses de longue distance et à développer la résistance mentale nécessaire pour affronter les défis des longues courses.**

### Exemple de plan d'entraînement spécial débutant

**3 sorties par semaine, objectif 30 minutes de course.**

Les premières semaines, vous allez alterner entre footing et marche, une fois que vous aurez atteint 30 minutes de course. Voici un exemple d'entraînement sur deux semaines. Ensuite, alternez avec une séance de fractionné (voir page 69 comment bien faire sa séance de fractionné).

Bien entendu, vous pouvez déplacer les séances dans votre agenda en fonction de vos impératifs !

## Semaine 1

**Lundi** > repos.
**Mardi** > footing de 25 minutes et 15 minutes de gammes pour travailler la foulée.
**Mercredi** > repos.
**Jeudi** > footing facile de 30 minutes.
**Vendredi** > repos.
**Samedi** > échauffement 15 minutes puis 5 × (1 ' vite - 1 ' lent) puis 5 ' de marche en guise de retour au calme.
**Dimanche** > repos.

## Semaine 2

**Lundi** > repos.
**Mardi** > footing facile de 25 minutes + 6 × (20 " vite - 40 " relâché).
**Mercredi** > repos.
**Jeudi** > échauffement de 15 minutes + 5 × (2 ' vite – 2 ' lent) puis 5 minutes de marche en guise de récupération.
**Vendredi** > repos.
**Samedi** > sortie longue de 40 minutes.
**Dimanche** > repos.

### Comme les pros, utilisez le bon vocabulaire

- **Run :** terme anglais qui signifie « course » ou « courir » et qui englobe tout, aussi bien le footing, les séances et les sorties longues que les courses.
- **Footing :** d'allure lente, sans fractionné, le footing correspond à une sortie en endurance fondamentale qui permet de travailler son cardio.
- **Course :** il s'agit d'une compétition officielle (semi-marathon, marathon...).
- **Sortie :** c'est un autre terme pour désigner le « run ».
- **Fractionné :** c'est une alternance de phases de travail rapide et de phases de récupération (marche ou course lente).
- **Séance :** c'est le terme générique qui englobe tout. Et dans la famille des séances, plusieurs types existent.

Par exemple, la **séance sur piste** alterne les phases d'efforts intenses sur une distance ou un temps court, suivies de phases de récupération. Les distances sont clairement marquées. On l'appelle ainsi car cet entraînement structuré se réalise la plupart du temps sur une piste d'athlétisme. Il est basé sur des intervalles précis, avec des distances et des temps bien définis. Les coureurs effectuent des répétitions à des distances spécifiques (par exemple : 200 m, 400 m, 800 m) à un rythme soutenu, suivies de périodes de récupération définies. L'objectif est de travailler en particulier la vitesse, la technique de course et surtout la gestion des efforts. Cet entraînement est souvent utilisé pour peaufiner la performance pour des courses spécifiques. C'est aussi un outil précieux pour mesurer les progrès avec précision en suivant les temps et les rythmes de chacun !

Mais existent en outre les **séances spécifiques sur route**, généralement sur une distance plus longue, qui vont permettre de travailler les allures de course (10 km, semi-marathon ou marathon).

Et enfin les **séances en nature** appelées le **fartlek**, un terme non pas anglais, mais d'origine suédoise qui signifie « jeu de vitesse ». Le fartlek est plus intuitif (alternance de course rapide et lente selon son ressenti), moins structuré que le fractionné et se pratique sur un sol souple. C'est un entraînement plus libre, où le coureur alterne entre des périodes de course rapide et des phases de course lente, sans un plan précis. Les intervalles de vitesse peuvent varier en durée et en intensité, selon le terrain ou l'état d'esprit du coureur. Il peut être pratiqué sur n'importe quel type de terrain. L'objectif est d'améliorer à la fois la vitesse et l'endurance, tout en rendant l'entraînement plus ludique. Les coureurs peuvent choisir leur rythme et leurs intervalles, ce qui en fait une séance flexible et dynamique.

**Si vous débutez :** commencez par des footings courts, voire des alternances de marche et de course. Réservez les séances (sur piste ou en nature) pour plus tard, une fois que vous serez à l'aise sur les footings en endurance fondamentale.

## EN MUSIQUE OU PAS ?

**Musique, podcast, c'est toujours plus motivant de courir avec une source de distraction dans les oreilles ! Surtout si vous vous êtes fixé un temps de sortie.**

De nombreuses playlists déjà toutes faites existent sur les plateformes d'écoute, ainsi que de multiples podcasts sur tous vos thèmes de prédilection. Personnellement, j'adore courir en écoutant des podcasts comme *Dans la Tête d'un coureur* !
Certaines personnes préfèrent se focaliser sur les bruits extérieurs de la nature ou se concentrer sur leurs sensations physiques et leur intériorité. C'est vraiment au choix !

## TENIR UN JOURNAL DE COURSE

**Depuis 2019, je note toutes mes séances d'entraînement (nature, durée, lieu) dans un carnet spécial. À la fin de chaque session, j'écris également mes sensations : comment je me sens, mes temps, mes points d'amélioration à prévoir.**

On peut même mettre une note sur 10 à la séance ! À chaque sortie, j'inscris ainsi cinq ou six lignes de récapitulation. C'est ma *to-do list* d'après course et c'est à la fois facile et très agréable à faire, on éprouve une certaine satisfaction à y consigner quelques phrases à la fin de chaque entraînement. Comme quand on barre une tâche sur sa *to-do list* !

Ce carnet est une aide précieuse à la fois pour évaluer ma progression, mais aussi pour rester motivée quand je doute de mes performances ou que la flemme me guette. J'y jette un coup d'œil et c'est un super moyen de se souvenir à quel point cela fait du bien !

« Les sportifs ne sont pas tous les jours motivés, mais on a nos petites astuces pour trouver une source de motivation. »

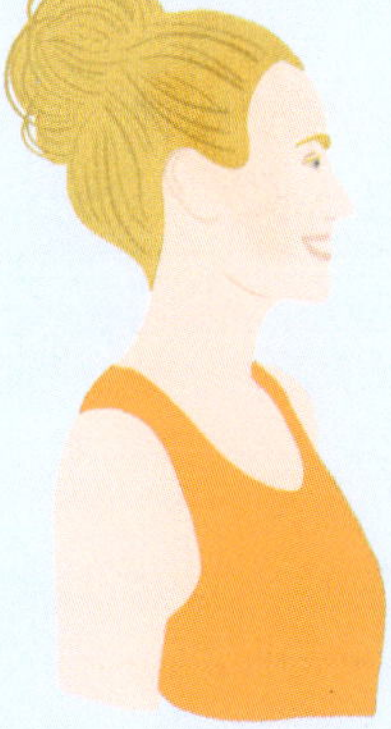

# Mon journal de course

**NATURE :** ____________________

____________________

**DATE :** ____________________

**DIFFICULTÉ :** ____________________

☆ ☆ ☆ ☆ ☆

**DURÉE :** ____________________

**DÉNIVELÉ :** ____________________

**LIEU :** ____________________

**MÉTÉO :** ______ °C

☐ ☐ ☐ ☐

☐ ☐ ☐ ☐

*Mon échauffement :* ____________________

*Mes sensations après la course :* ____________________

*Mon temps :* ____________________

*Mes points d'amélioration :* ____________________

**PLAYLIST :**

**CE QUE J'AI MANGÉ :**

**ÉQUIPEMENT :**

**MON ÉTAT D'ESPRIT AVANT LA COURSE :**

☐ ☐ ☐ ☐ ☐

*Je note ma séance :*

*Récapitulatif :*

*Notes pour la prochaine course :*

## SE FIXER UN OBJECTIF SUR LE MOYEN OU LONG TERME

**Courir pour soi, c'est bien. Mais courir pour relever un challenge personnel c'est encore plus motivant ! N'hésitez pas à vous fixer régulièrement des objectifs afin de booster votre envie de vous surpasser.**

Cela peut aussi bien être la course d'un semi-marathon dans une grande ville si vous êtes d'un niveau confirmé, ou la participation aux 5 km de votre quartier. Adaptez votre objectif à votre niveau actuel, cela va vous permettre de rester motivé et de progresser. Rien n'est plus gratifiant que la réussite !

**Exemples d'objectifs à se fixer :**

- ☐ Diminuer l'alternance marche et course.
- ☐ Tenir trois sorties par semaine.
- ☐ Faire 5 km en 30 minutes.
- ☐ Participer à une course officielle.
- ☐ Tenir une allure.
- ☐ Prolonger son temps de sortie.
- ☐ Courir 30, 45, 60 minutes sans s'arrêter.

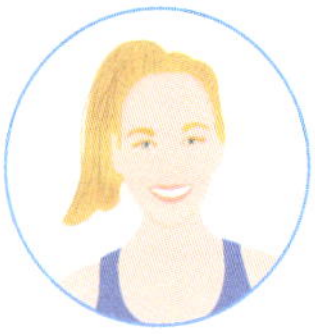

### *Mon conseil*

**Fixez-vous des objectifs sur trois mois afin de garder le cap !**

**Par exemple, si vous voulez courir le 10 km de votre ville dans un an, prévoyez un premier sous-objectif à trois mois (par exemple : courir un 5 km) et un autre sous-objectif à six mois (par exemple : courir un 5 km en un temps précis...). Ces sous-objectifs ont l'avantage de maintenir notre motivation éveillée tout en nous gratifiant face aux progrès réalisés.**

## RESTER SOUPLE

**La discipline ne doit pas empêcher de conserver une certaine souplesse dans son planning ! Je dis toujours que c'est 80 % de sérieux et 20 % de flexibilité.**

### L'annulation

On peut donc tout à fait décaler ou annuler une séance de temps en temps sans remettre en question son plan d'entraînement : un gros rhume, la visite d'amis, la météo capricieuse...

### La baisse de motivation pendant la séance

Si c'est un footing, je vais ralentir le rythme au lieu de m'arrêter. Ou faire une courte pause pendant quelques minutes si nécessaire.

Pendant une séance, j'ai moins tendance à me poser des questions, car je m'y suis préparée mentalement.

Et quand j'entends ma petite voix me dire : « Allez, lâche, c'est bon », j'aime bien me rappeler que c'est justement ce sentiment, cette envie d'abandonner que je finis par dépasser, qui va me rendre plus forte ! Cet état d'esprit va d'ailleurs me servir pendant les courses.

Je puise une force dans des personnes inspirantes telles qu'Anaïs Quemener, j'aime regarder des reportages sur leur vie, plonger dans le quotidien d'un sportif sur YouTube. Et quand je suis sur le point de craquer, je repense aux images vues, cela me fournit la force de tenir et de me surpasser. Je me souviens comment ils se sont battus. D'ailleurs, lorsque je sais qu'une séance difficile est programmée, je visionne une partie du reportage avant de partir ! Ils se donnent du mal, ils ne lâchent rien, je vais faire pareil.

**Ma liste de documentaires inspirants :**

> *MÉLINE ROLLIN : Oser 2h24'12*, par KIPRUN sur YouTube

> *À pied d'œuvre – Le triathlète Vincent Luis* par Intérieur Sport

> *L'athlète Mathieu Blanchard et son parcours à la Western States Endurance Run*, par Salomon TV sur YouTube

« *Je ne regrette* ***jamais*** *un run.* »

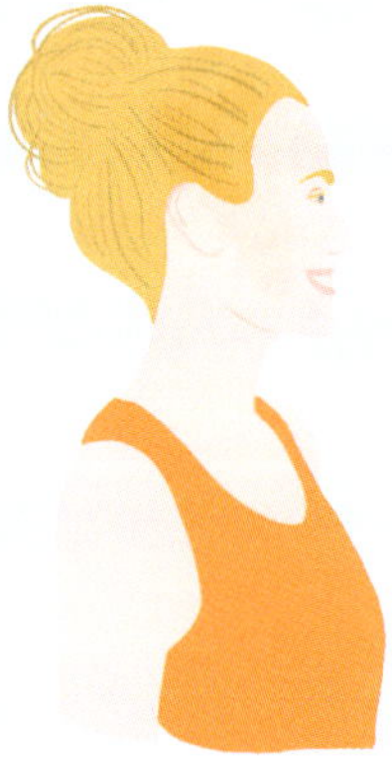

# TROUVER UN SYSTÈME DE RÉCOMPENSE

*On parle souvent d'un grand plaisir ressenti lorsque l'on court de manière régulière, mais celui-ci n'est pas immédiat. Quatre à cinq mois de pratique assidue sont nécessaires pour se sentir bien pendant la course. Au préalable, voici quelques astuces pour créer votre propre système de récompense !*

## SE PROJETER DANS L'APRÈS-COURSE

**J'ai coutume de dire qu'une fois qu'on est parti, on ne regrette jamais son run !**

C'est toujours la sensation d'après course qui me motive, plutôt que la sensation pendant la course. Si j'ai besoin de me motiver, je pense à l'après : on se sent bien en général après la course, après la douche, avec un corps relaxé, sans tension. On est d'ailleurs fier, quoi qu'il arrive, d'avoir fini sa séance. Le plus dur reste souvent d'enfiler ses baskets !

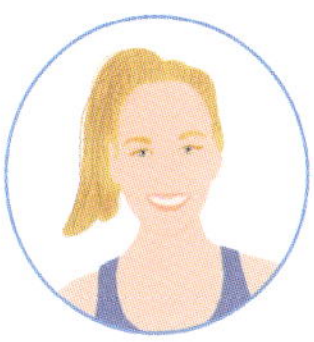

*Mon conseil*

**Appliquez la règle des 3 secondes !**
**Quand je ne suis pas très motivée, je me dis toujours que j'ai 3 secondes pour mettre mes chaussures. Dans ma tête, c'est comme un défi. Une fois les baskets aux pieds, on n'a plus vraiment d'autre choix que celui de sortir courir !**

## ENREGISTRER SES PERFORMANCES

**Il existe de nombreuses applications sportives (voir page 65) qui invitent à enregistrer ses performances, aussi bien en matière de distance parcourue, de vitesse soutenue ou encore de temps effectué. C'est une super idée de pouvoir ainsi suivre sa progression, course après course, ou bien de partager ses données avec ses amis dans le cadre d'une pratique saine. Constater ses progrès, c'est essentiel pour tenir !**

Après, je ne conseille pas de divulguer tout le temps ses chiffres, notamment sur les réseaux sociaux, car ce comportement peut nous pousser à nous comparer aux autres, ce qui n'est pas forcément le concept, surtout quand on débute ! Le running c'est avant tout une pratique de soi à soi. En clair, c'est OK si c'est dans un esprit de progression, mais ce n'est pas le cas si c'est pour se mettre un coup de pression.

# Surmonter les défis

**De l'effort physique à la météo… Le run est un formidable moyen pour se dépasser et se challenger !**

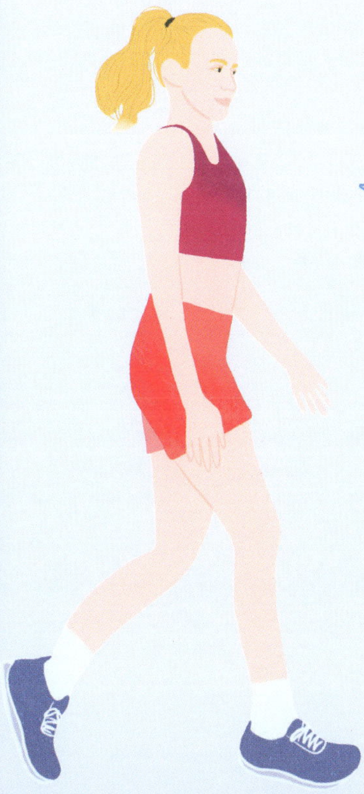

*Car malgré toute votre bonne volonté, ce n'est pas si facile de chausser ses baskets et d'y aller le cœur léger !*

## APPRIVOISER LA SOUFFRANCE

**Souvent, je me prépare avant une séance en me disant : « Je vais souffrir. » Alors, je me sers du puissant outil de la visualisation qu'un psychologue du sport m'a transmis : je m'allonge sur mon lit, je ferme les yeux, et je vois la séance se dérouler. J'imagine les efforts fournis, les difficultés ressenties, et finalement cet exercice prépare mon esprit à surmonter tous les défis.**

Les bénéfices ? J'ai moins peur, j'éprouve moins d'appréhension, j'ai plus envie d'aller au bout, car je sais ce qui m'attend. Mais rassurez-vous, c'est quand même important de préciser que l'on n'est pas obligé de souffrir en courant. La souffrance est davantage réservée aux entraînements intensifs, comme quand on veut atteindre certains objectifs en compétition...

### Comment faire une séance de visualisation chez soi ?

- **Créer un environnement propice :** trouvez un espace tranquille où vous ne serez pas dérangé. Pensez à éteindre le téléphone ou à le mettre en mode silencieux. Vous pouvez aussi tamiser les lumières, utiliser des bougies ou diffuser des huiles essentielles pour créer une atmosphère relaxante.
- **Se mettre à l'aise :** s'asseoir ou s'allonger confortablement en veillant à être bien détendu. Pour cela, prenez quelques minutes pour vous concentrer sur votre respiration. Inspirez profondément par le nez, retenez quelques instants, puis expirez lentement par la bouche.
- **Définir un objectif clair :** cela peut être une séance, une course, un aspect technique de notre foulée. Pensez à la manière dont vous souhaitez vous sentir et à ce que vous voulez accomplir. Par exemple : vous êtes en extérieur, votre paire de baskets aux pieds, prêt à partir, vous effectuez quelques foulées, vous vous sentez à l'aise, vous êtes à votre rythme de croisière, votre souffle est bon, vos jambes sont légères.
- **Pratiquer la visualisation :** pour cela, il suffit de s'imaginer en train de courir, dans les moindres détails. Visualisez par exemple le parcours que vous souhaitez terminer, le temps que vous voulez réaliser... Si c'est une course, imaginez l'ambiance autour de vous, vivez chaque étape de la course, depuis le départ jusqu'à l'arrivée.
- **Concentrez-vous sur vos ressentis :** vous donnez le meilleur de vous-même, éprouvez cette énergie et cette force particulières en sentant l'adrénaline, la satisfaction, la fatigue, la joie d'atteindre votre objectif... La visualisation c'est imaginer et surtout percevoir l'événement comme si vous le viviez pour de vrai !
- **Clôturer la séance :** une fois la séance terminée, prenez un moment pour revenir à la réalité. Pour cela, reprenez les respirations profondes.

## LE MANQUE DE TEMPS

**C'est un vrai défi de trouver du temps pour courir ! Première règle à suivre : respecter son propre rythme. Certaines personnes sont du matin, d'autres sont du soir. Sans oublier les contraintes familiales et professionnelles à caser dans son planning de course !**

Mais quand vous commencez le running, c'est toujours plus simple de caler trente minutes de footing ! Le matin, avant de partir au travail, à l'heure du déjeuner si votre entreprise met à disposition une douche, ou même le soir en rentrant. Les choses se corsent lorsque vos progrès sont importants et que vous devez programmer des sorties plus longues.

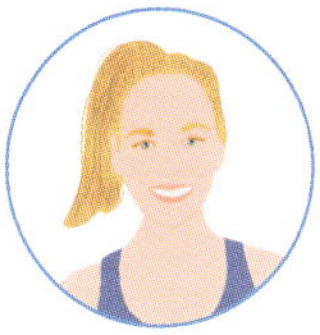

### *La bonne idée*

**Organiser ses sorties de running les jours de télétravail,** afin d'insérer plus facilement une coupure sportive pendant l'heure du déjeuner !

### *Bon à savoir*

**Respectez votre rythme, mais n'oubliez pas que le sport en général et le running en particulier n'échappent pas à la règle de l'impact sur les cycles du sommeil. Si on fait du sport en fin de journée, l'excitation et les hormones du sport (notamment l'endorphine et la dopamine) peuvent retarder l'endormissement. L'activité physique le matin réveille l'organisme et donne la pêche… jusqu'au coup de barre de l'après-midi !**

## LA MÉTÉO

**Trop frais, trop chaud, trop humide... Pour éviter que notre mental ne se trouve une excuse pour rester tranquillement à l'intérieur, prévoyez plusieurs tenues et accessoires pour toutes vos sorties.**

### S'adapter au temps

- **En cas de pluie :** il n'y a pas vraiment de différence dans l'entraînement. Seul l'équipement varie : chaussures munies de grip qui accrochent mieux le sol et tenue imperméable (type K-Way et casquette pour protéger son visage des gouttes d'eau).
- **En cas de vent :** ne vous aventurez pas en forêt ni dans ses abords, préférez un terrain abrité comme un stade.
- **En cas de forte chaleur et de soleil :** par beau temps, on a tendance à partir courir en débardeur... Je conseillerais plutôt de bien couvrir ses épaules, sinon, gare aux coups de soleil. Pensez aussi à la casquette et à la crème solaire sur toutes les parties exposées ! Privilégiez la course à la fraîche, les matins d'été, car même en fin de journée la chaleur peut être encore trop importante.
- **En cas de grand froid :** adoptez la règle des trois couches et surtout des cache-oreilles afin d'éviter d'avoir les extrémités gelées !

### Le système de couches ou la règle des trois couches

Le principe des couches permet de gérer la transpiration, l'isolation ainsi que la protection contre le froid et les éléments extérieurs (vent, pluie, neige).

- **Première couche : respirante et évacuante**

Cette couche, directement en contact avec la peau, a pour fonction d'évacuer la transpiration pour éviter de rester mouillé, ce qui peut provoquer un refroidissement rapide. Choisissez un tissu technique et respirant qui sèche vite.

*Matériaux : synthétique (polyester), laine mérinos.*

*Exemples : t-shirt à manches longues en tissu respirant ou sous-vêtement thermique.*

- **Deuxième couche : isolante**

Cette seconde couche, responsable de l'isolation thermique, garde la chaleur corporelle tout en continuant à évacuer l'humidité. Elle doit être plus épaisse que la première et permettre de rester au chaud sans entraver les mouvements.

*Matériaux : polaire légère ou vêtement en laine mérinos épais.*

*Exemples : sweat technique, veste polaire légère.*

• **Troisième couche : protectrice contre le vent et l'humidité**
La dernière couche, externe cette fois, doit être coupe-vent et imperméable ou déperlante pour protéger contre les éléments extérieurs (vent, neige, pluie légère). Elle doit aussi être respirante pour éviter la condensation interne.

*Matériaux : tissu technique avec une membrane respirante (type Gore-Tex ou autre).*
*Exemples : coupe-vent léger ou veste imperméable.*

## Et sur les jambes ?

Pour les jambes, il est conseillé de porter un collant thermique avec une doublure en polaire à l'intérieur pour conserver la chaleur, ou un pantalon de running conçu pour le froid. L'objectif est de maintenir la chaleur tout en offrant de la flexibilité pour la course.

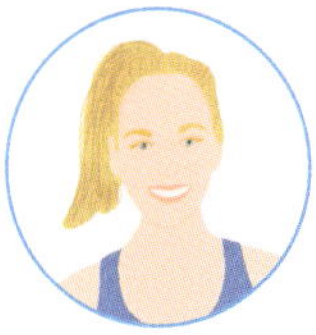

*Mon conseil*

**Pour des températures vraiment basses (en dessous de -5 °C), vous pouvez superposer un collant sous un pantalon coupe-vent pour une meilleure isolation.**

## Les accessoires pour protéger les extrémités

Les extrémités (tête, mains, pieds) perdent rapidement de la chaleur, bien les couvrir en hiver s'avère donc essentiel.

- **Un bonnet thermique** en laine ou synthétique protège la tête et les oreilles. Évitez les bonnets en coton qui retiennent l'humidité.
- **Un bandeau**, couvrant les oreilles tout en laissant la tête respirer, peut suffire si les températures ne sont pas extrêmes.
- **Les gants** sont indispensables pour garder les mains au chaud, car elles se refroidissent vite pendant l'effort. Mon conseil : pour les températures très basses, privilégiez des gants avec une doublure isolante ou des moufles qui sont encore plus efficaces pour conserver la chaleur.
- **Les pieds sont particulièrement vulnérables au froid**. Évitez le coton qui absorbe l'humidité et favorise le refroidissement. Choisissez plutôt des **chaussettes en laine mérinos ou en fibres synthétiques techniques**, qui évacuent l'humidité tout en maintenant la chaleur.

### Faut-il des chaussures adaptées au froid ?

Le choix des chaussures dépend principalement du terrain (sec, neigeux, glacé). En hiver, privilégiez des chaussures de trail ou des modèles spécifiques au froid, souvent plus isolants et offrant une meilleure adhérence au sol.

- **Chaussures imperméables** ou avec membrane Gore-Tex pour garder les pieds au sec.
- **Crampons intégrés** ou chaussures avec une semelle à forte traction pour éviter de glisser sur la neige ou la glace.
- Pour des conditions très glissantes, vous pouvez ajouter des **chaînes ou crampons amovibles** à vos chaussures pour améliorer l'adhérence.

### Comment protéger son visage et son cou ?

Dans des conditions de grand froid, surtout avec du vent, préserver le visage et le cou est indispensable pour prévenir les engelures ou l'inconfort pendant le run. Un tour de cou en laine mérinos ou en matière technique peut être remonté jusqu'au nez pour protéger le visage. Certains modèles disposent de petits trous au niveau du nez et de la bouche pour faciliter la respiration. L'autre option ? Les Buffs thermiques ou tours de cou polaires offrent une bonne isolation.

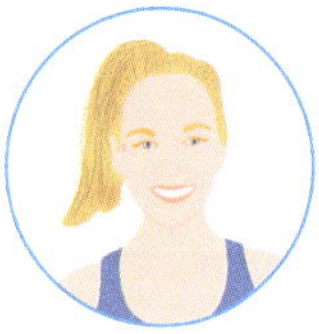

## *Mes conseils*

**Ne pas se surhabiller :** au début de la course, mieux vaut avoir légèrement froid afin d'éviter une surchauffe (avec risque de refroidissement) une fois que notre corps sera bien échauffé. La sensation de confort arrive après quelques minutes d'effort.

**S'équiper avec des couches ajustables :** si on court longtemps ou en cas de variation de la météo, prévoir une veste avec des fermetures éclair ou des zones ventilées que l'on pourra ouvrir afin de réguler notre température corporelle.

**Penser à l'hydratation :** même par grand froid, on transpire ! Boire suffisamment avant et après la course est par conséquent indispensable.

**Si la météo n'est pas clémente :** choisissez bien votre terrain, évitez les zones de champs, accidentées, qui peuvent vite devenir boueuses. Préférez évoluer sur la route, ou en terrain régulier, c'est moins risqué. Et décalez votre sortie en cas d'orage ou de tempête, afin d'écarter tout danger.

## LES RÉSEAUX SOCIAUX

**Consultez-les pour vous inspirer de certains profils, pour trouver des idées de parcours, pour y dénicher des conseils et des astuces d'amélioration, mais prenez un peu de recul.**

Les comptes doivent être inspirants et non étouffants. Si vous sentez une certaine pression (même inconsciente) sur vos performances, prévoyez une petite détox digitale de quelques jours !

## LA PRESSION FAMILIALE

**On l'oublie parfois, mais courir empiète sur le temps normalement consacré à la famille, à son partenaire, à ses enfants...
Cette situation peut donc créer quelques crispations au sein du foyer.**

La solution ? La communication ! Je me souviens quand j'étais enfant, mon père courait beaucoup, ce qui avait tendance à énerver ma mère. Mais en même temps, quand il se privait de courir, cela se ressentait sur son humeur. Tout est ainsi une question de justesse. Le run permet d'évacuer les trop-pleins, de relâcher les tensions, et de fait, de gérer au mieux ses émotions au quotidien. (Voir page 98 les conseils de couple)

# Développer une mentalité de coureur

*Développer une mentalité de coureur, c'est bien plus qu'une simple volonté de réussite : c'est une force intérieure qui permet de se dépasser, de repousser les limites, de transformer chaque sortie en une petite victoire.*

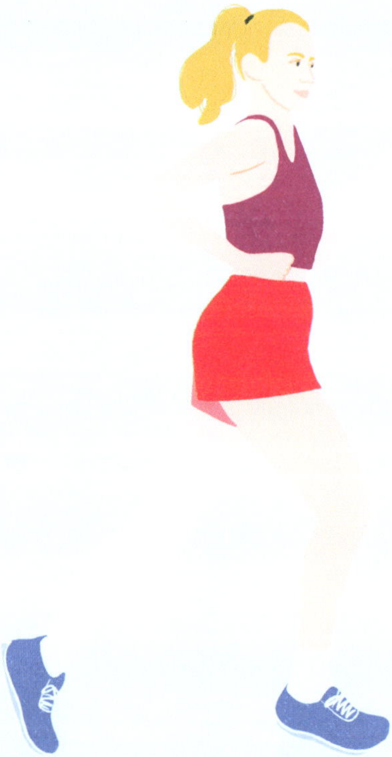

## SE DÉPASSER

**La course c'est un véritable dépassement de soi. Par exemple, je suis fière de ma régularité, j'ai l'impression de grandir en courant, de devenir une meilleure version de moi-même.**

Les valeurs du running – le dépassement de soi à chaque fois, le challenge – permettent de se surpasser et d'accroître à la fois la confiance en ses capacités et de gonfler son estime de soi. Quand je cours, je suis plus en phase avec moi-même, plus heureuse, et donc, par ricochet dans ma vie, je me sens capable d'aller davantage de l'avant. Les bienfaits rayonnent dans toutes les sphères de ma vie.

## ÊTRE DANS LA RÉSILIENCE

**La résilience, c'est la faculté de surmonter la souffrance physique ressentie, accepter la douleur pour se dépasser et recommencer jusqu'à atteindre des objectifs précis. La persévérance fait partie de la résilience.**

## CONNAÎTRE ET RESPECTER SES LIMITES

**Courir de manière régulière permet aussi de développer une sorte de résilience : on ne lâche rien, on apprend à se dépasser tout en respectant ses limites, sans aller trop loin. Pour cela, écouter son corps et se connecter à ses ressentis est primordial afin d'éviter les blessures.**

### Quels sont les signaux d'alerte ?

- **Une fatigue** qui perdure un à deux jours après l'entraînement, cela peut vouloir dire que vous avez exagéré, qu'il est peut-être temps de lever le pied.
- **Si l'activité devient une obsession**, une charge mentale, cela peut encore signifier que le sport prend sans doute trop de place dans votre vie.

Paradoxalement, avoir une mentalité de coureur, c'est aussi ne pas tomber dans l'excès et savoir ralentir !

### L'orgasme du runner, mythe ou réalité ?

**Immédiat : l'après-course**

C'est d'abord un plaisir d'après course, l'eau sur la peau, etc., l'effort fourni et surtout la fierté de cet effort fourni !

**Plus tard et pas systématiquement : l'état de flow**

Cela correspond à un état particulier de connexion entre l'action et le moment présent : je suis pleinement présent dans mon activité, je me sens bien. On ressent alors une sensation de réel plaisir en courant. Le flow, c'est un état d'esprit singulier, on est vraiment à l'aise, l'allure est bonne, on profite juste de l'instant.

## CRÉER SON RITUEL DE COURSE

**C'est très important de se créer ses rituels d'avant run. Cette routine permet d'annoncer à sa tête que c'est bientôt le moment d'y aller ! Personnellement, j'ai quelques habitudes que je partage avec vous, mais je vous invite à trouver les vôtres qui seront tout aussi efficaces, j'en suis sûre !**

- **Je prépare chaque fois un petit goûter** (une banane, quelques noix et des amandes) que je prends une heure avant le run, cela me permet de me mettre en condition.
- **Mes affaires sont toujours prêtes :** ma tenue est pliée dans un coin de ma chambre, il ne me reste plus qu'à l'enfiler.
- Avant une grosse séance ou une course, **je me masse systématiquement les jambes** (mollets et cuisses) avec de l'huile d'arnica. Mentalement ce geste me met dans l'ambiance.

D'autres rituels sont bien sûr possibles, par exemple, écouter une playlist spéciale motivation (c'est la méthode de mon petit copain !), faire des étirements dynamisants dix minutes avant ou encore vider sa tête en méditant. L'idée du rituel est de se conditionner, de se concentrer et de trouver ce qui vous fait du bien et vous prépare à y aller !

## Vos petits rituels

# Zoom sur les cas particuliers

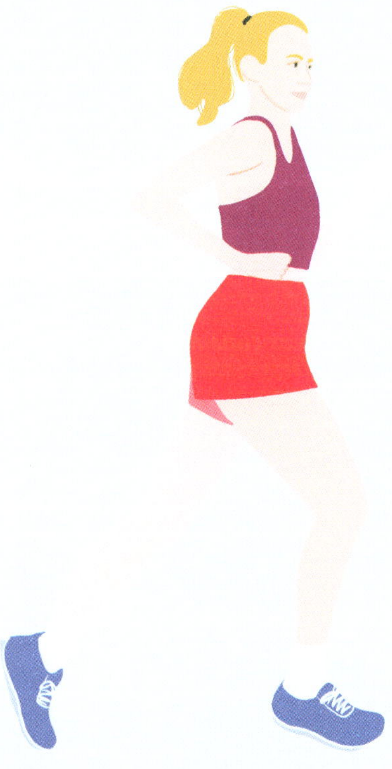

*La course ce n'est pas seulement le temps sur le chrono, c'est aussi une expérience à vivre !*

## JE STRESSE AVANT UNE COMPÈTE !

**Perso, je stresse tout le temps ! Et même encore aujourd'hui. C'est capital, car le stress génère aussi l'adrénaline. Voilà pourquoi tous les spécialistes font la différence entre le bon et le mauvais stress. Et puis, courir 20 kilomètres, ce n'est pas rien ! C'est important de ne pas banaliser l'effort.**

### Qu'est-ce que le bon stress ?

C'est ce sentiment de légère appréhension et d'anticipation qui permet de se dépasser. Ce stress, je le qualifierais de limité et aidant.

- ***Cas de figure :*** *juste avant une course*

### Qu'est-ce que le mauvais stress ?

Bien au-delà de l'appréhension, cet état d'angoisse entraîne des maux de ventre, des maux de tête. On ne gère plus les effets. Ce stress, je le qualifierais de limitant et d'envahissant.

- ***Cas de figure :*** *quand j'ai énormément préparé une course, qu'il y a un chrono en vue, que je me mets une pression supplémentaire, un objectif à atteindre.*

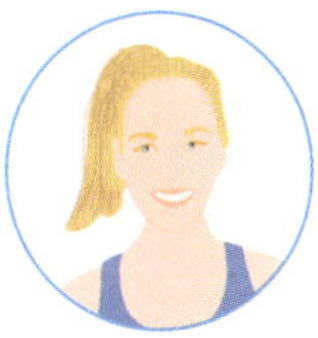

### Mes solutions

**Me remémorer mes perfs grâce à mon carnet d'entraînement :** je ressors mes notes, je revois mes temps, je revis mes séances. Je répète mon mantra « J'ai tout fait pour que ça passe demain ».
Ces gestes permettent de rassurer son mental.

**Me détendre avec mes proches, ma famille, mon petit-copain :** j'aime bien faire un petit restaurant, de type italien, la veille avec eux.
Ces activités aident à décompresser en parlant d'autre chose

**Je suis des rituels de relaxation d'avant course :** je prends ainsi le temps d'entrer dans la course avec une bonne douche chaude, un solide petit-déjeuner, je regarde quelques vidéos YouTube ou j'écoute des titres de musique et c'est parti !

**Les vidéos de running inspirantes :** celles d'Anthony Frontera, de Muss Life, Coursptitetomate, RunWise, ou Running Addict.

**Les titres de musique qui me donnent la pêche :**
> *We Are The People*, Empire Of The Sun
> *This Girl*, Kungs vs Cookin' on 3 Burners
> *Changes*, Faul, Wad Ad vs Pnau

## JE N'ARRIVE PAS À M'INSCRIRE À UNE COURSE

**Si pour vous l'entraînement, c'est OK, mais la course officielle… pas question !**
Dans ce cas-là, je conseillerais d'atténuer l'enjeu mis sur la course officielle. Pourquoi ne pas rendre l'inscription et la participation plus ludiques en vous inscrivant avec un ami ? Autre astuce : choisir une course affluente et médiatisée (comme le semi ou le marathon de Paris). L'ambiance, le monde… tout est plus rassurant qu'une plus petite course avec le stress d'arriver dernier.

## J'AI MES RÈGLES

**Oui, c'est handicapant, mais à moins d'être vraiment dans l'impossibilité de bouger (ce qui peut arriver), les femmes doivent malheureusement faire avec.**

**Dans le quotidien :** je me rassure en me disant : « Sortir fait tout de même toujours du bien. » Si on ne se sent pas de courir, on peut choisir de marcher, réduire le rythme ou encore diminuer le temps de la séance. N'oublions pas que les règles génèrent de la fatigue, c'est donc normal de s'adapter !
**En compète :** le travail repose dans le mental. Avoir ses règles lors d'une course tombe mal, un énorme travail dans sa tête s'impose afin d'occulter ce handicap et se dire : « C'est OK, c'est naturel, tout va bien se passer. » Pas facile, mais nous les femmes, nous sommes des *warriors* !

# Le run rend-il addict ?

**Le risque avec le running ? Devenir accro aux sensations. Avec les hormones du bien-être, c'est presque naturel d'être mordu de sport ! Mais au-delà de ce point, le running, rappelons-le, est une course entre soi et soi. On peut donc en peu de temps être accro aux chronos, à la performance, au dépassement de soi.**

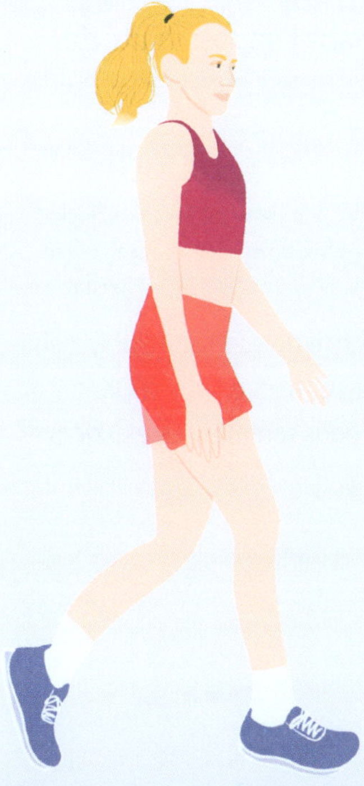

*On prend très vite confiance, on booste son estime de soi et ça fait un bien fou !*

## LES SIGNAUX À PRENDRE EN COMPTE : LE MANQUE D'ÉQUILIBRE

> Si on annule les sorties avec les amis pour courir.
> Si les pensées deviennent obsessionnelles (et tournent toutes autour de cette activité).
> Si le run a un impact sur notre vie professionnelle, on décale par exemple nos horaires, on ne déjeune jamais avec ses collègues pour courir...

Le run prend alors un peu trop de place, il est temps d'y mettre un peu d'ordre.

## COMMENT RETROUVER UN CERTAIN ÉQUILIBRE ?

### 1. Prendre conscience de la situation

- **Reconnaître l'impact :** si vous ressentez qu'un pan de votre vie (sociale, professionnelle ou personnelle) en souffre, en prendre conscience sans culpabilité est essentiel.
- **Identifier les signes :** fatigue constante, manque de temps pour les autres activités, tension avec les proches ou sensation de dépendance à la course (comme ne pas « imaginer » pouvoir rater une seule séance).

### 2. Recalibrer ses objectifs

- **Réduire la pression des performances :** il est facile de se laisser emporter par le désir de toujours améliorer son temps ou d'enchaîner les compétitions... Si vous sentez que votre comportement manque d'équilibre, revoyez vos objectifs pour les rendre réalistes et compatibles avec le reste de votre vie.
- **Prioriser le plaisir :** retournez à la source première de votre envie de courir. Si le plaisir était votre motivation initiale, revenez-y simplement afin de prendre de la distance par rapport aux objectifs axés sur la performance.

### 3. Revoir son planning

- **Limiter le nombre de séances :** sur votre planning, réduisez la fréquence de vos runs afin de récupérer du temps pour d'autres activités et ainsi éviter l'épuisement physique et mental.
- **Insérer d'autres activités importantes :** servez-vous aussi de votre planning pour prévoir de passer du temps avec votre famille, vos amis, et pouvoir suivre d'autres loisirs entre

les séances de running, plus espacées. Cela permettra de trouver un équilibre où chaque domaine de votre vie aura sa place.

### 4. Adopter une approche plus flexible

- **Varier les distances et l'intensité :** vous n'êtes pas obligé de toujours courir de longues distances ou de vous entraîner intensément à chaque fois ! Certaines semaines peuvent être volontairement plus légères, avec des courses plus courtes ou plus douces.
- **Inclure d'autres formes d'exercices :** entre les runs, si vous aimez différents sports, intégrez dans votre planning de nouvelles activités comme le vélo, la natation ou le yoga afin de varier les plaisirs et d'ainsi éviter que le running ne devienne une obsession.

### 5. Éviter la comparaison excessive

- **Limiter les réseaux sociaux :** si vous êtes influencé par les performances de tierces personnes sur des applications de suivi ou sur les réseaux sociaux, essayez de prendre un peu de recul en évitant par exemple d'y passer du temps après chaque run. Le fait de systématiquement se comparer à autrui a tendance à fausser votre perception de vos propres réussites.
- **Courir pour soi :** recentrez votre attention sur les bienfaits (aussi bien sur le plan physique que mental) que la course procure, sans chercher à se mesurer aux autres ou à vos records personnels.

### 6. Mieux communiquer avec ses proches

- **Écouter leurs ressentis :** vos amis ou votre famille peuvent aussi percevoir l'impact que le running a sur votre quotidien. Prêtez l'oreille à des petites phrases comme : « Tu es moins disponible en ce moment » ou encore « Tu sembles fatigué ». Ces remarques peuvent être un premier signal d'alarme à prendre en compte.
- **Partager vos ajustements :** n'hésitez pas à leur expliquer que vous cherchez justement à rééquilibrer les choses et que vous êtes particulièrement attentif à leurs ressentis.

### 7. Revenir à l'essentiel

- **Revoir le pourquoi :** revenez à la base de votre passion pour le running. Pourquoi courez-vous ? Est-ce pour la forme, le bien-être mental, ou simplement l'amour de la course ? En vous reconnectant à vos motivations premières, vous retrouverez un équilibre plus sain.
- **Relâcher la pression des résultats :** retourner à une approche plus spontanée, courir pour le plaisir sans toujours penser aux chiffres, à la distance, au rythme ou aux calories brûlées permet aussi de prendre du recul (exemple : sortir sans la montre ou sans regarder le chrono).

# Mes activités pour lâcher prise

**Chaque athlète doit trouver son sas de décompression. Voici les activités bénéfiques pour mon bien-être.**

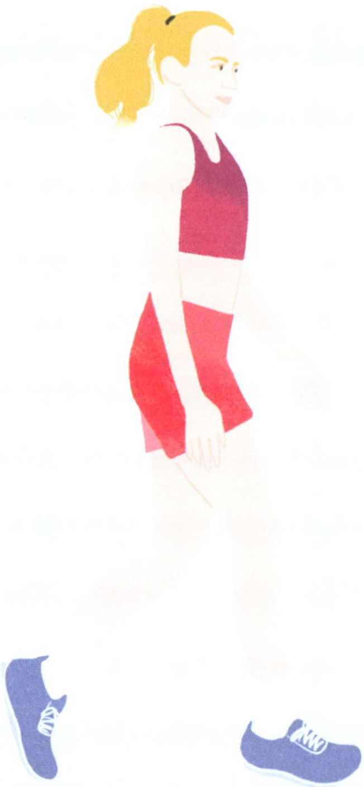

*Mais bien sûr, c'est très subjectif !*

## JE ME PLONGE DANS UN BON LIVRE

**Un policier à l'intrigue captivante, un roman à succès, un livre de développement personnel. Je lis presque tout ce qui me tombe sous la main et cela me fait un bien fou de couper et de me concentrer sur autre chose !**

Les cinq livres qui m'ont marquée :

- *Tout ce que je voulais, c'était courir*, d'Anaïs Quemener
- *Ma victoire contre l'anorexie*, de Marine Noret
- *Les 5 blessures qui empêchent d'être soi-même*, de Lise Bourbeau
- *Lumière noire*, de Lisa Gardner
- *Did I Mention I Love You*, d'Estelle Maskame

## J'ÉCRIS SUR DES FEUILLES BLANCHES TOUTES MES PENSÉES

**Je n'ai pas de journal intime, mais des feuilles blanches sur lesquelles je pose toutes mes pensées qui m'empêchent d'avancer.**

Ma méthode : je prends une feuille, je commence à gribouiller des mots, des phrases, des idées, sans réfléchir, sans donner de réel sens à tout ça, et je plie cette feuille en accordéon. Quand il n'y a plus de place, je la jette à la poubelle. C'est un vrai exercice défouloir qui permet d'évacuer dans la matière les idées noires. Il me détend immédiatement.

## JE RESPIRE PROFONDÉMENT

Je ne fais ni méditation ni cohérence cardiaque, en revanche, j'ai remarqué que la respiration était un formidable outil de bien-être. Tout simplement, j'inspire le plus profondément possible, et j'enchaîne en expirant le plus d'air possible. Cette technique super facile favorise le retour à l'instant présent, la reconnexion à son corps. Je respire de cette façon le temps de retrouver le calme intérieur et une certaine sérénité. Je le conseille à toutes et tous mes amis stressés !

# Mes astuces qui changent tout !

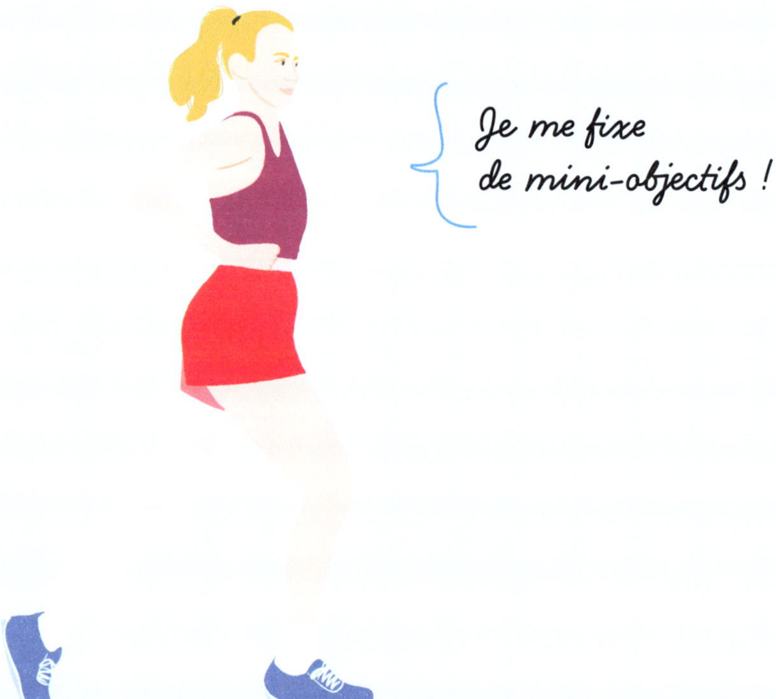

## LE PENSE-BÊTE

Dès que je pars en week-end ou en vacances, la première chose que je glisse dans ma valise ? Mes baskets et ma tenue de sport ! Cette astuce permet de prioriser le run, même quand on n'est pas chez nous.

## LES CHAUSSETTES NEUVES

On n'y pense pas toujours, mais avoir de bonnes chaussettes de running écarte le risque de frottements et donc d'ampoules. Quand on est à l'aise dans ses baskets, on a plus envie de les chausser.

## LES MINI-OBJECTIFS

« Je cours jusqu'à cet arbre » ou « je continue 5 minutes ». Diviser un run en mini-étapes favorise la concentration sans penser à l'ensemble de la distance. Et, finalement, chaque mètre parcouru nous rapproche de l'objectif global.

## LE PARCOURS

Changer régulièrement d'environnement ou découvrir de nouveaux itinéraires permet d'éviter la monotonie et d'ainsi créer un sentiment d'aventure !

## UN ÉTAT D'ESPRIT POSITIF

Découvrez le pouvoir de la pensée positive pour vous aider à transformer la perception d'effort en plaisir. Un état d'esprit positif offre aussi la possibilité d'accepter les mauvais jours, tout le monde a des séances moins bonnes que d'autres, même les champions ! L'importance est la constance, non la perfection.

## UN PARTENAIRE DE COURSE

Parfois, courir seul peut s'avérer plus compliqué, surtout au début ! N'hésitez pas à trouver un partenaire de course, du même niveau que vous, c'est vraiment plus motivant !

## UNE LISTE DE PODCASTS

Préparer une liste de podcasts à écouter lors de vos sorties vous donnera une autre raison de chausser vos baskets ! Mon conseil : sélectionnez des podcasts avec des durées qui correspondent à vos prévisions de run !

## UNE COURSE DANS LE COLLIMATEUR

Inscrivez-vous rapidement à une compétition adaptée à votre niveau, cela vous aidera à rester motivé et à vous challenger !

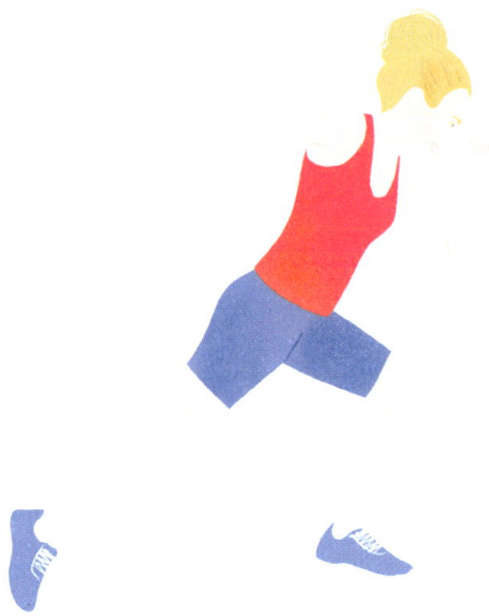

## DANS LA TÊTE D'UN COUREUR...

# ADRIEN, 42 ANS

**En quoi le run a-t-il changé votre vie ?**

*Une meilleure gestion du stress, le fait de me sentir bien dans mon corps, la possibilité et la liberté de s'aérer l'esprit... naturellement. Avec en prime, un impact sur l'alimentation et le rythme de vie ayant découlé du running.*

**Quel est votre meilleur souvenir de run ?**

*La rencontre avec un coyote en Californie. Et le dépassement du seuil de 10 km.*

**Quel est votre pire souvenir ?**

*La rencontre avec un serpent, en Californie !*

**Quel est le meilleur conseil qu'on vous ait donné ?**

*Prendre le temps, aller à son rythme.*

**Quel conseil donneriez-vous à un runner qui débute ?**

*Ne pas se juger sur la distance et le temps. Progresser lentement.*

**Quel conseil donneriez-vous à un runner qui veut progresser ?**

*S'entraîner régulièrement, si possible au moins deux voire trois fois par semaine, si besoin sur une courte distance et une courte durée.*

*À moi de jouer !*

*Qu'est-ce que le running a changé dans ma vie ?*

______________________________

______________________________

______________________________

______________________________

______________________________

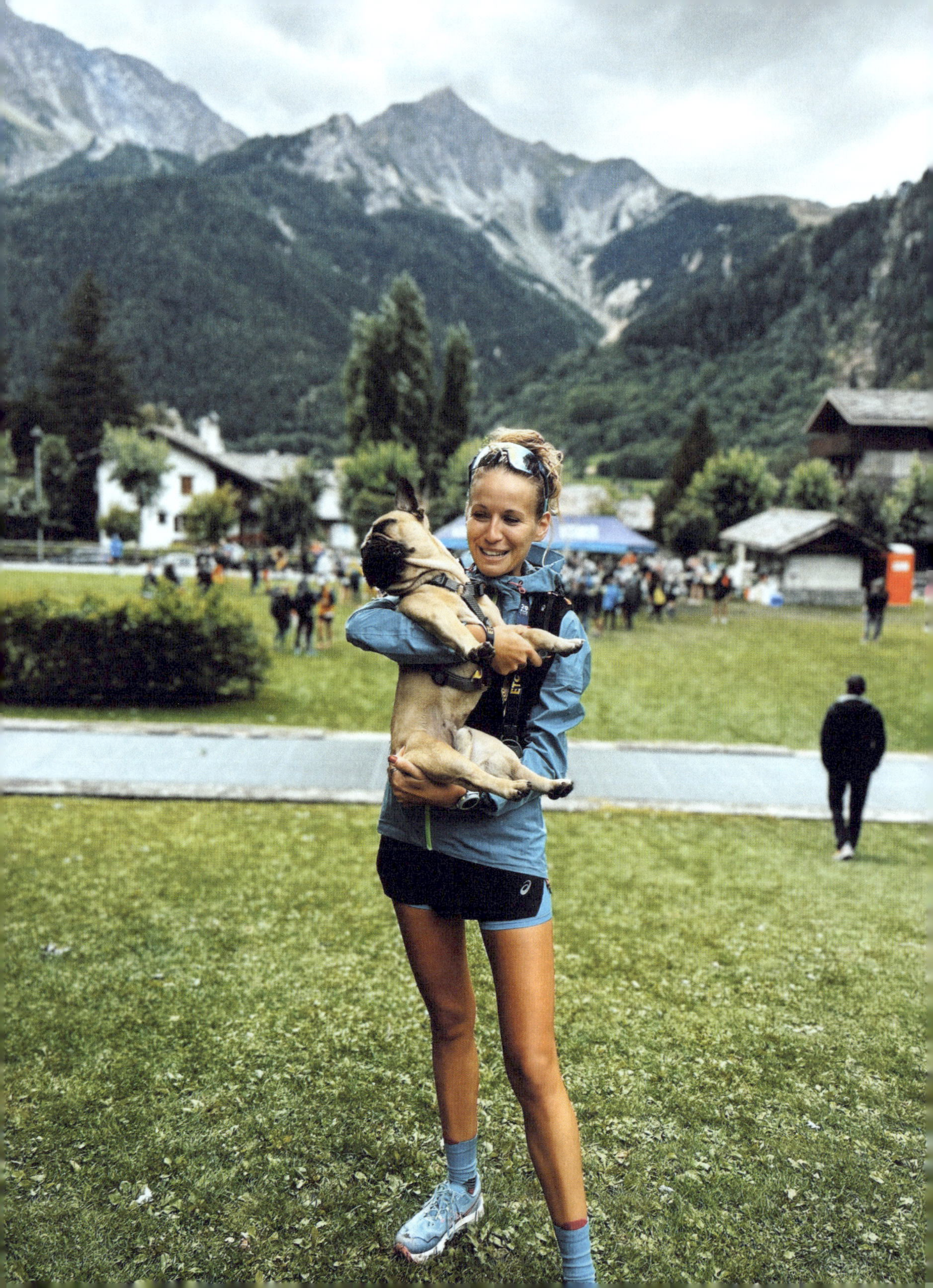

# 2.

## Ma méthode pour SUIVRE UN ENTRAÎNEMENT RÉGULIER ET EFFICACE

Le run c'est un peu toute ma vie. Hormis mon jour de repos (je vous explique au chapitre suivant pourquoi la récupération est essentielle), je cours tous les jours : entraînements sur piste, sorties sur route, compétitions... Pour autant, j'ai aussi compris que je ne me résumais pas à la course. Pour qu'un entraînement soit régulier et efficace, garder un certain équilibre est impératif. Alors, oui, le run c'est ma vie. Mais aujourd'hui, pour être plus juste, je dirais plus simplement que le run fait partie de ma vie. Si vous aussi – et je n'en doute pas si vous avez ce livre entre vos mains – vous voulez découvrir les plaisirs de la course, l'adrénaline des compétitions et la bonne dépense de l'entraînement, vous êtes au bon endroit ! Dans cette partie, nous allons aborder tous les points clés pour bien débuter la course à pied, mais également tout ce qu'il faut savoir pour progresser !

# Bien débuter la course à pied

**Quand on débute, on a mille et une questions en tête... Avec mon expérience de coureuse et de coach, je peux vous assurer qu'avant toute chose, adopter une bonne posture, se fixer des objectifs adaptés et choisir de bonnes chaussures...**

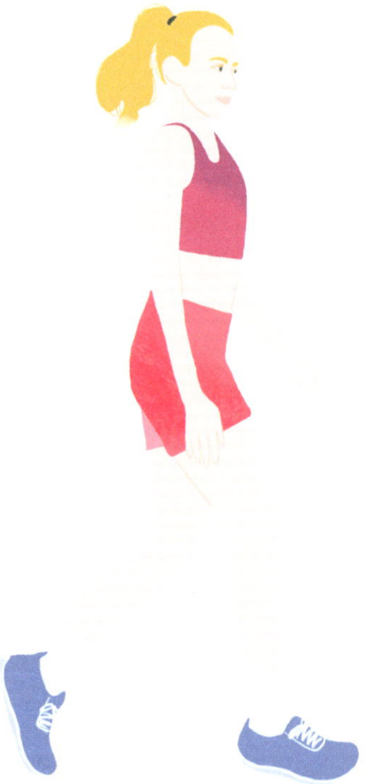

*C'est le trio gagnant à tous les coups !*

# PRENDRE LA BONNE POSTURE POUR COURIR

*Surtout si vous débutez en running, trouver la posture correcte afin d'éviter les risques de blessures s'avère primordial.*

## PARTIE HAUTE DU CORPS

**C'est la partie la moins active lors du run, mais elle permet de garantir un certain équilibre d'ensemble sans tensions inutiles. Elle est d'autant plus importante que la partie haute du corps assure plusieurs fonctions.**

> **Une meilleure efficacité :** une posture correcte réduit les mouvements superflus, économisant ainsi de l'énergie pour les jambes et améliorant la vitesse et l'endurance.
> **La prévention des blessures :** courir avec le haut du corps mal aligné peut entraîner des douleurs au cou, au dos, ou des tensions dans les épaules et les bras. À long terme, cela peut provoquer des blessures liées à des compensations corporelles.
> **Une respiration optimisée :** en ouvrant la cage thoracique, une bonne position du haut du corps renforce la capacité à respirer profondément, favorisant dès lors une meilleure oxygénation pendant la course.
> **Du confort :** une posture détendue et efficace rend la course plus agréable, ce qui peut aider à maintenir une motivation constante.

### La tête et le regard

- **La bonne position :** la tête doit être alignée avec la colonne vertébrale, ni trop inclinée vers l'avant ni trop tirée en arrière.
- **Le regard :** droit devant soi, à environ 10 à 20 m, plutôt que vers le sol. Cela va vous aider à garder une position de tête neutre et à maintenir un alignement correct global.

## Les épaules

**La bonne position :** elles doivent être détendues et légèrement en arrière. Évitez de les hausser ou de les tirer vers l'avant. Des épaules tendues ou relevées peuvent bloquer la respiration et entraîner des douleurs dans le cou ou le haut du dos.

## Les bras

- **La bonne position :** les bras doivent être pliés à environ 90 degrés au niveau des coudes, comme un angle droit. Les mains doivent être légèrement relâchées, les poings non crispés, comme si vous teniez un œuf sans vouloir le casser.
- **Le bon mouvement :** il doit être fluide, avec un balancement naturel d'avant en arrière. Les bras doivent bouger dans l'axe de votre corps.

## Le buste et le tronc

**La bonne position :** le buste doit être droit, légèrement incliné vers l'avant à partir des hanches (pas des épaules). Veillez à garder une position neutre et stable, sans vous voûter. Le tronc doit être actif mais pas rigide. Un bon engagement des muscles du tronc (abdominaux et muscles du bas du dos) stabilise le corps et permet d'amortir les impacts tout en conservant un bon alignement.

### Bon à savoir

**Tête :**
**Une tête penchée en avant peut provoquer une tension dans le cou et les épaules et désaligner l'ensemble du corps, ce qui rend la course moins efficace.**

**Épaules :**
**Si vos épaules se crispent, secouez un peu vos bras pour relâcher la tension.**

**Bras :**
**Des bras bien positionnés aident à maintenir l'équilibre et la cadence.**
**Trop de tension dans les bras ou un balancement excessif peut gaspiller de l'énergie et entraîner des douleurs.**

**Buste et tronc :**
**Une posture droite contribue à une meilleure efficacité respiratoire et un bon transfert de l'énergie vers les jambes. S'incliner trop vers l'avant ou l'arrière réduit cette efficacité et augmente le risque de douleur au bas du dos ou aux hanches.**

### Comment améliorer sa posture ?

- **En renforçant son tronc :** des exercices comme le gainage (par exemple la planche), les crunchs, et les exercices pour le bas du dos peuvent fortifier votre tronc et vous aider à stabiliser votre posture pendant la course.
- **En étirant le haut du corps :** des étirements réguliers des épaules, du dos et de la poitrine évitent les tensions.
- **En contrôlant fréquemment votre position pendant vos courses :** tête haute, épaules détendues, bras en mouvement fluide... ces rappels mentaux vous permettent de vérifier si vous êtes bien aligné et si vos pieds atterrissent bien sous votre centre de gravité.
- **En travaillant en côte :** courir en montée oblige à garder une bonne posture, car l'inclinaison naturelle du terrain pousse à engager davantage le tronc et à redresser le buste.
- **En se filmant !** C'est ce que je faisais à mes débuts avec mon téléphone portable. C'est l'idéal pour traquer ses petits défauts de foulée et de positionnement du corps.

## PARTIE BASSE DU CORPS

**C'est la partie la plus sollicitée lors de la course. Le maintien d'un bon alignement général du corps avec les hanches, les genoux et les chevilles, eux-mêmes alignés tout au long de la course, est important. Il permet de répartir la charge et de prévenir les déséquilibres musculaires. Une bonne posture du bas du corps assure aussi plusieurs fonctions essentielles.**

> **Une réduction du risque de blessures :** une bonne posture protège les articulations et les muscles contre les surcharges et les chocs répétitifs qui sont souvent à l'origine de blessures courantes en course à pied, comme les tendinites ou le syndrome de la bandelette ilio-tibiale (douleur au genou).

> **Une meilleure efficacité et davantage d'économie d'énergie :** une bonne posture permet de convertir l'énergie de la foulée en propulsion efficiente, plutôt que de la gaspiller dans des mouvements désalignés ou inutiles.

> **Une amélioration des performances :** en optimisant la façon dont vos pieds, vos jambes et vos hanches fonctionnent ensemble, vous courez plus vite et avec plus de confort, ce qui favorise une meilleure performance globale.

> **Une fluidité et un confort optimaux :** courir avec une bonne posture du bas du corps aide à maintenir une foulée fluide et confortable sur des distances plus longues. La course est de fait plus agréable et réduit la fatigue.

## Les hanches

**La bonne position :** les hanches doivent être en position neutre, ni trop en avant ni trop en arrière. Elles doivent rester stables tout au long de la course. Des hanches trop inclinées vers l'avant ou l'arrière peuvent entraîner des douleurs au bas du dos ou aux jambes. Des hanches alignées assurent une bonne transmission de la force de la foulée et une meilleure stabilité.

## Les genoux

**La bonne position :** les genoux doivent être légèrement fléchis pendant la course afin d'absorber les impacts au sol et de mieux amortir chaque foulée. Cette position aide à prévenir les blessures et à réduire l'impact sur les articulations, surtout sur des surfaces dures comme l'asphalte.

## Les pieds et la foulée

**La bonne position :** idéalement, le pied doit toucher le sol avec la partie médiane (milieu du pied), plutôt qu'avec le talon ou l'avant-pied. L'impact est alors mieux réparti et la force exercée sur les articulations est réduite. Une pose de pied correcte diminue les risques de blessures, améliore l'efficacité de la propulsion et limite l'énergie gaspillée par un mouvement excessif vers l'avant ou l'arrière.

## Les chevilles

**La bonne position :** les chevilles doivent être actives et réactives, sans être raides. Une bonne mobilité et flexibilité optimisent la propulsion et l'amorti. Des chevilles souples mais fortes aident à prévenir les blessures (entorses, tendinites) et améliorent l'efficacité globale de la foulée.

### Bon à savoir

**Hanche :** une très légère inclinaison des hanches vers l'avant (naturelle, à partir des hanches, pas du buste) peut aider à maintenir une bonne propulsion sans compromettre l'alignement.

**Genou :** prenez garde à ne pas complètement tendre la jambe en phase de propulsion, car cette posture crée une tension excessive sur les genoux et les tendons.

**Pied :** le pied doit atterrir sous vos hanches (sous le centre de gravité) plutôt qu'en avant. Si votre pied se pose trop en avant de votre corps, cela provoque une « attaque talon », qui freine la foulée et augmente l'impact sur les articulations.

**Cheville :** quand le pied touche le sol, la cheville doit pouvoir s'adapter pour absorber l'impact, puis se contracter pour permettre une bonne poussée.

# AVOIR UNE BONNE RÉACTIVITÉ AU SOL

## C'EST QUOI ?

**En course à pied, la réactivité au sol fait référence à la capacité du coureur à minimiser le temps de contact de ses pieds avec le sol à chaque foulée, tout en maximisant l'efficacité de la propulsion. En d'autres termes, c'est la rapidité et la légèreté avec lesquelles votre pied atterrit et repart à chaque pas.**

**La bonne position :** en cas de bonne réactivité au sol, le pied du coureur passe très peu de temps en contact avec le sol et déploie vite une force suffisante pour se propulser en avant. La foulée paraît plus légère, plus fluide, et souvent plus efficiente.

## QUELS SONT LES AVANTAGES D'UNE BONNE RÉACTIVITÉ AU SOL ?

- **Amélioration de l'efficacité de la foulée :** passer moins de temps au sol signifie une transition plus rapide entre les phases de la foulée (décollage et poussée). Cela permet de mieux utiliser l'énergie (et de moins en gaspiller) pour avancer plutôt que de la perdre dans des temps de contact trop longs.
- **Plus de vitesse :** la réactivité au sol est un facteur clé pour courir plus vite. En réduisant le temps de contact au sol, vous augmentez la fréquence des foulées (c'est-à-dire la cadence) et, en combinaison avec une propulsion efficace, la vitesse globale.
- **Une action sur la prévention des blessures :** lorsque le temps de contact est raccourci et la technique améliorée, les articulations (genoux, hanches, chevilles) sont mieux préservées.
- **Un renforcement des muscles et tendons :** la réactivité au sol implique un meilleur usage des muscles des jambes et des tendons pour amortir l'impact et renvoyer l'énergie. Cela renforce particulièrement les mollets et le tendon d'Achille, des zones cruciales pour la propulsion en course.

## COMMENT LA TRAVAILLER ?

### Avec des exercices de pliométrie ou éducatifs

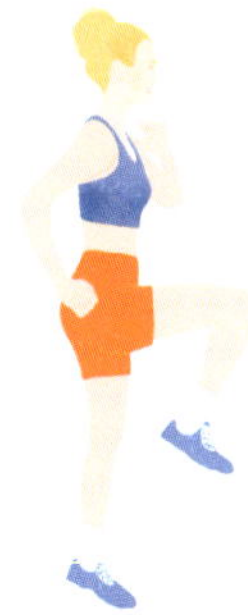

Cette méthode d'entraînement dynamique comprend des exercices explosifs (sauts, bonds, etc.) qui développent la capacité des muscles à se contracter aussitôt après étirement. Cela améliore la rapidité et l'efficacité de la phase de propulsion.

*Exemples : sauts sur place, montées de genoux, sauts sur une jambe.*
*La bonne fréquence : 1 fois par semaine pour commencer.*

### Avec du renforcement musculaire

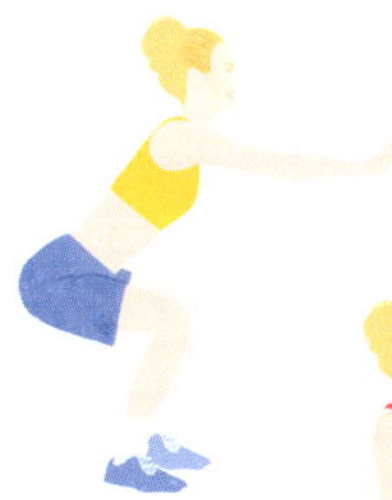

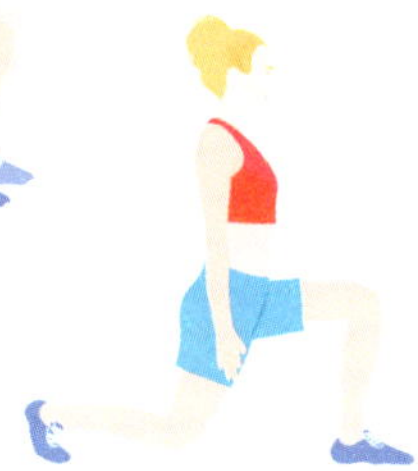

Le travail des muscles des mollets, des quadriceps et des ischio-jambiers ainsi que des muscles du tronc permet d'augmenter la réactivité au sol. Plus vos muscles sont développés, plus ils peuvent produire de la force rapidement.

*Exemples : squats, fentes, extensions de mollets, gainage dynamique.*
*La bonne fréquence : pour maximiser les bénéfices de ce type d'entraînement, il est recommandé de travailler ces groupes musculaires 2 à 3 fois par semaine, en complément de vos sessions de course.*

### Avec une augmentation de la cadence de course

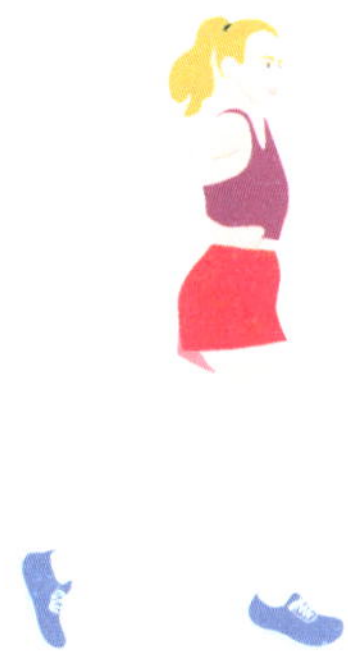

Courir avec une cadence plus rapide (généralement autour de 170 à 180 pas par minute pour la plupart des coureurs) réduit automatiquement le temps de contact au sol. Cela demande souvent de faire des foulées plus courtes mais plus fréquentes.

*La bonne fréquence : pour accroître la cadence sans surcharger le corps, intégrez des exercices spécifiques à la cadence 1 à 2 fois par semaine.*
*Commencez par des sessions de 5 à 10 minutes à 170 à 180 pas par minute, puis augmentez progressivement la durée.*

### Avec un travail en côte

Les montées en côte obligent à utiliser plus de puissance et à améliorer la poussée. Cela réduit naturellement le temps passé au sol tout en renforçant les muscles nécessaires à une meilleure réactivité.

*La bonne fréquence : le travail en côte est efficace 1 fois par semaine pour les coureurs débutants, et jusqu'à 2 fois pour les plus expérimentés.*

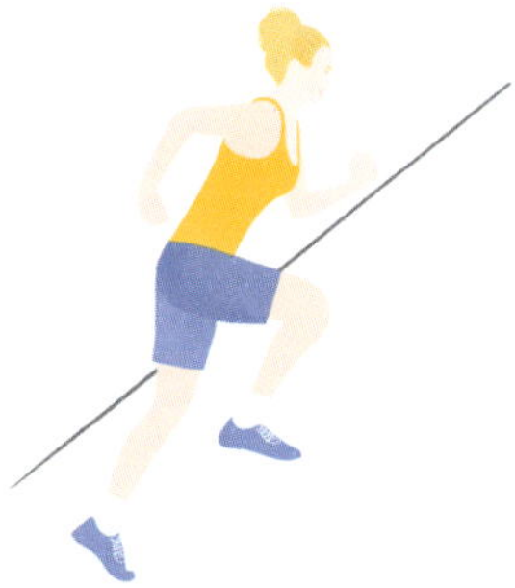

### Avec des sprints et du fractionné

Le travail à haute intensité (sprint, fractionné) force les muscles à générer plus vite de la force, et favorise une meilleure réactivité au sol sur des distances plus courtes ou à des allures rapides.

*La bonne fréquence : visez une fréquence de 1 à 2 fois par semaine.*

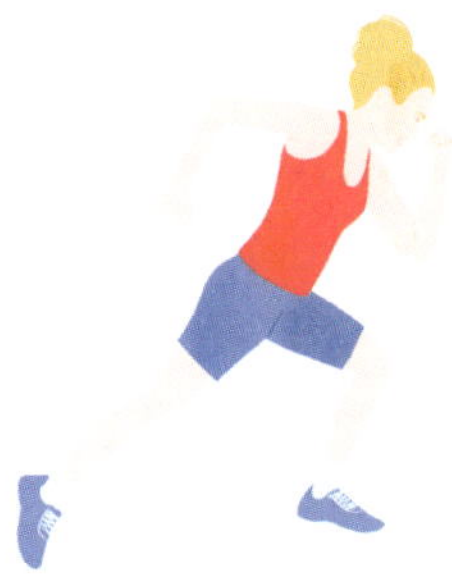

### Que faire en cas de point de côté ?

En général, c'est un départ trop rapide, un ventre en pleine digestion et une mauvaise respiration qui peuvent provoquer cette désagréable sensation d'avoir un point de côté. Comment réagir ?

- Amplifier votre respiration, avec des longues expirations et inspirations, identiques en temps.
- Ralentir le rythme.
- S'arrêter quelques minutes au besoin et marcher avant de repartir.

# SE FIXER DES OBJECTIFS RÉALISABLES

*Les objectifs vous permettent de maintenir un niveau d'entraînement ciblé et d'éviter de perdre en motivation. Il existe différents types d'objectifs à atteindre.*

## DES OBJECTIFS POUR DÉBUTER

Comme courir sans s'arrêter pendant 30 minutes, courir 5 km (ou participer à une course de 5 km), améliorer son temps sur 5 km, courir 3 fois par semaine pendant un mois, alterner course et marche (pour débutants complets), perfectionner sa technique de course, perdre du poids ou parfaire sa forme physique… Les objectifs peuvent être très variés quand on commence.

## DES OBJECTIFS DE PERFORMANCE

Comme réduire le temps sur une distance spécifique (par exemple, 5 km, 10 km, semi-marathon), atteindre un certain rythme ou courir à une vitesse cible sur une distance donnée (par exemple, courir à 5 min/km sur 10 km), finir une course…

## DES OBJECTIFS DE DISTANCE

Comme atteindre une distance cible (par exemple, courir 100 km en un mois), participer à des courses de différentes distances.

## DES OBJECTIFS DE SANTÉ ET DE BIEN-ÊTRE

Comme utiliser la course à pied pour perdre du poids ou affiner sa silhouette, améliorer sa condition physique, réduire son stress.

## DES OBJECTIFS TECHNIQUES

Comme travailler sur sa foulée, sa posture ou encore sa respiration, intégrer des exercices de renforcement pour améliorer sa puissance et prévenir les blessures...

## DES OBJECTIFS MENTAUX

Comme se sentir plus sûr de soi en participant à des courses ou en se lançant des défis, surmonter une appréhension, apprendre à apprécier la course après une expérience négative (blessure, manque de motivation)...

## DES OBJECTIFS SOCIAUX

Comme participer à des entraînements en groupe et rencontrer d'autres coureurs, courir avec des amis ou en famille, organiser des sorties de course ensemble pour renforcer les liens...

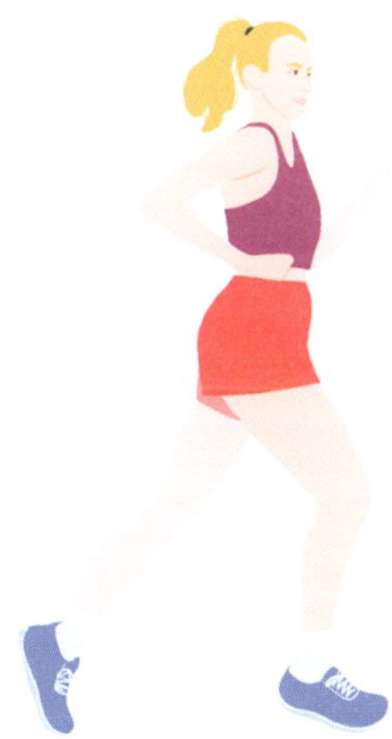

## DES OBJECTIFS DE COMPÉTITION

Comme se qualifier pour une course spécifique, obtenir une place pour un événement de haut niveau (comme le marathon de Boston), participer à des compétitions...

# BIEN SE CHAUSSER

*Avant tout, je vais vous expliquer comment choisir votre paire de baskets ! Je vous conseille vivement de vous rendre dans un magasin spécialisé, non pas parce que j'y travaille, mais du fait que vous y trouverez des experts du running qui pourront vous donner de précieuses indications pour vous aider à progresser.*

## LA PREMIÈRE PAIRE

**Pour celle-ci encore plus que pour les suivantes, évitez les achats sur Internet, car le modèle choisi risque de ne pas vous correspondre. En magasin, le conseiller va examiner votre foulée, soit à l'œil, en vous demandant de courir dans les rayons en ou en extérieur, soit en utilisant un tapis de course muni d'une caméra et d'un programme spécifique d'analyse du mouvement de pied.**

Trois types de foulées existent : la foulée dite universelle ou neutre, la foulée pronatrice qui indique une inclinaison du pied vers l'intérieur et enfin la foulée supinatrice avec, à l'inverse, une inclinaison du pied vers l'extérieur… Le vendeur prend également en compte votre type de course (sur du bitume, en nature…), la fréquence de vos sorties, vos autres particularités (douleurs au genou, léger surpoids…) et vos besoins propres (amorti, légèreté, crampons sous la semelle…).

### Combien coûte une paire de baskets pour courir ?

Il y en a à tous les prix, mais il faut compter aux alentours de 130 € minimum pour acheter une paire correcte.

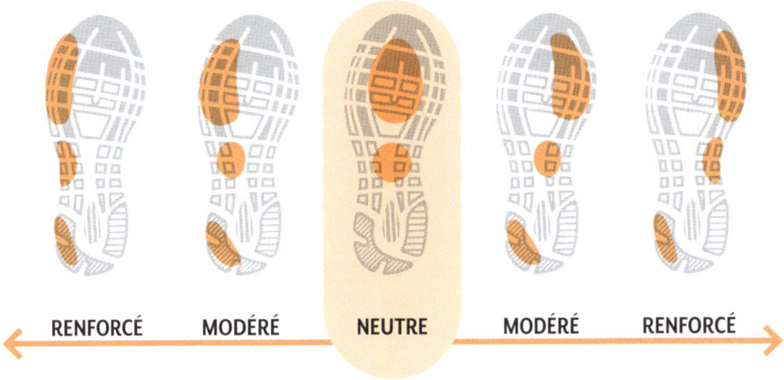


## Quand investir dans sa première paire ?

Dès que possible ! Aussitôt que vous commencez à courir de manière régulière (même 1 fois par semaine), bien se chausser est essentiel afin d'éviter d'abîmer vos articulations et de vous blesser.

## Quand changer de paire ?

Pas aussi souvent que votre brosse à dents, mais tout de même assez régulièrement. Tout dépend de votre morphologie (taille et poids), du nombre de sorties, du terrain de running... Aujourd'hui, de multiples applications (Strava, Garmin, Coros...) existent et, d'après ces critères, elles vous indiquent exactement quand remplacer votre paire selon le nombre de kilomètres parcourus ! Vous pouvez, pour ce deuxième achat, reprendre le même modèle ou en changer en fonction de vos nouveaux besoins (changement de parcours, du nombre de sorties, petits inconforts, etc.).

### *Bon à savoir*

**L'usure de la chaussure se ressent aussi lors des runs (rigidité, manque d'amorti, sensation de toucher le sol, inconfort au genou...).**

## LA PAIRE DE COMPÉTITION

Quand vous commencez à envisager une course, il est plus que temps de prévoir une deuxième paire de chaussures. Une pour l'entraînement (qui vous servira de modèle pour choisir la seconde paire) et une pour la course. Celle-ci doit être plus légère pour faciliter le maintien d'une bonne allure pendant la compétition. Bien entendu, je vous déconseille fortement de mettre vos baskets neuves le jour de la course. Il faut les « avoir bien en pied » si j'ose dire. Je vous suggère de prévoir au moins deux sorties, dans l'idéal trois, avec elles, avant la course officielle afin de bien les tester et de vous sentir à l'aise. Soignez aussi le choix des chaussettes (pour éviter les frottements et les ampoules) qui doivent à la fois être confortables, courtes et assurer une certaine compression.

## COMBIEN DE PAIRES DEVONS-NOUS AVOIR ?

### 1. Une seule paire pour les débutants ou les coureurs occasionnels

Si on court de façon modérée (par exemple, 1 à 3 fois par semaine sur des distances courtes à moyennes), une seule bonne paire de chaussures peut suffire, à condition qu'elle convienne au type de foulée, au poids, et au terrain sur lequel on court. Je vous conseille donc de bien vous assurer que la paire utilisée est polyvalente et adaptée à votre pratique principale (route, chemin, tapis de course). Vous pouvez venir en magasin avec vos baskets afin de discuter avec le vendeur, répondre aux questions des runners débutants m'arrive souvent !

### 2. Deux paires pour une alternance et une meilleure longévité

Posséder deux paires est idéal pour les coureurs qui sortent plusieurs fois par semaine. Alterner entre deux paires permet de prolonger leur durée de vie et d'améliorer la récupération de vos chaussures entre les sessions !

Pourquoi deux paires ?

• **Alternance :** lors de l'impact au sol, les matériaux de la chaussure (comme la mousse d'amorti) se compriment. En leur offrant entre chaque sortie un jour ou deux pour récupérer, on leur permet de retrouver leur forme initiale, ce qui augmente la durée de vie des chaussures !

• **Adaptation aux conditions :** on peut avoir un modèle spécifique pour les séances sur route (ou en terrain stable) et une autre pour des terrains plus techniques ou des chemins de trail, en fonction des types d'entraînements. Si vous débutez, utiliser deux paires de chaussures de running peut sembler superflu. En réalité, c'est une excellente stratégie pour améliorer votre confort, prévenir les blessures, et allonger la durée de vie de vos chaussures (meilleure préservation de l'amorti…).

### 3. Trois paires ou plus pour les coureurs réguliers ou spécifiques

Les coureurs plus réguliers (4 à 5 fois par semaine ou plus) ou ceux qui participent à des compétitions pourraient disposer de trois paires ou plus pour des entraînements spécifiques.
Types de chaussures à considérer :
• **Chaussures pour l'entraînement quotidien :** une paire robuste avec un bon amorti pour vos sorties régulières et vos longues distances.
• **Chaussures pour la vitesse et le fractionné :** une paire plus légère et réactive, utilisée pour les séances de fractionné, d'intervalles ou pour les compétitions.
• **Chaussures pour le trail (si vous courez sur des sentiers) :** ces chaussures offrent plus de traction et de protection pour les terrains accidentés.

## QUELLE EST LA DURÉE DE VIE DES CHAUSSURES ?

Une paire de chaussures de running a généralement une durée de vie de 500 à 800 km, en fonction de facteurs comme le poids, le type de foulée, et les conditions d'entraînement. Surveiller l'usure est important.

### Amorti réduit

Si l'amorti commence à se comprimer et que l'on ressent plus de chocs lors des sorties, c'est un indice de la perte de performance de la chaussure.

### L'état de la semelle

Si elle est lisse ou fortement usée dans certaines zones (talon ou avant-pied), c'est le signe qu'il est temps de changer.

# Progresser en course à pied

**L'art de mieux courir…**
**du fractionné à la décision de prendre un coach perso.**

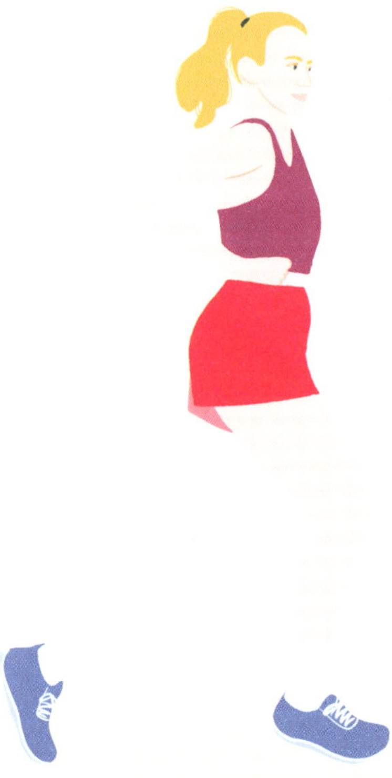

*Je vous révèle tout pour donner le meilleur de vous sur le terrain et en compétition !*

# INTÉGRER LE FRACTIONNÉ

*Comme son nom le laisse penser, le fractionné consiste à différencier deux types d'efforts pendant l'entraînement : un effort intense suivi d'un effort de récupération active.*

Pour la petite histoire, ce sont les athlètes finlandais qui ont mis au point cette technique d'entraînement dans le cadre de la préparation des Jeux Olympiques de 1912 ayant eu lieu en Suède.

## QUELS SONT LES AVANTAGES DU FRACTIONNÉ ?

Les phases de récupération permettent de relâcher les muscles, de reprendre son souffle et de remobiliser ses ressources mentales. Les sessions de fractionné sont l'occasion de progresser, sur le temps de travail, sur la distance parcourue ou sur le chrono tout en renforçant les muscles et en développant ses capacités respiratoires.

## QUAND COMMENCER LE FRACTIONNÉ ?

**Tout dépend de votre niveau.**

Si vous êtes débutant, vous avez intérêt à vous concentrer sur l'endurance de base pendant au moins quelques mois. Visez à courir régulièrement (3 à 4 fois par semaine) avant d'intégrer des séances de fractionné.
Par contre, si vous avez déjà une bonne base d'endurance (par exemple, courir 30 à 45 minutes sans s'arrêter), vous pouvez envisager d'inclure du fractionné à vos séances.

**Tout dépend aussi de vos objectifs d'entraînement.**

Si vous souhaitez améliorer votre vitesse ou préparer une course, le fractionné va vous aider. Pour une amélioration générale de la performance, commencez une fois que vous êtes à l'aise avec vos distances habituelles en planifiant une séance de fractionné par semaine. Au fil du temps, vous pourrez augmenter la fréquence et la durée des intervalles.

## COMMENT BIEN EXÉCUTER SA SÉANCE DE FRACTIONNÉ ?

### ÉTAPE 1 : la préparation avant la séance

Assurez-vous d'avoir une bonne base d'endurance avant de commencer le fractionné. Idéalement, vous devez être capable de courir sans vous arrêter et sans être essoufflé pendant 30 minutes. Choisissez un lieu parfaitement approprié pour ce type d'exercice, comme une piste, un chemin plat ou encore une route peu fréquentée.

### ÉTAPE 2 : l'échauffement

Commencez par un footing léger d'une durée d'environ 20 minutes afin d'augmenter la température corporelle, puis réalisez des séries d'étirements dynamiques (foulées, montées de genoux, talons-fesses) pour préparer les muscles.

### ÉTAPE 3 : la séance à réaliser

Réaliser une séance de fractionné nécessite une planification et une attention toute particulière lors de l'entraînement. Voici comment bien exécuter votre session de fractionné, étape par étape, en vous concentrant sur les éléments clés qui composent cette partie de l'entraînement.

#### 1. Choisir le type de fractionné

- **Fractionné court :** sprints de 30 secondes à 1 minute, suivis de récupérations égales ou supérieures (exemple : 30 " d'effort, 30 " de repos).
- **Fractionné long :** intervalles de 2 à 5 minutes avec des récupérations plus longues (exemple : 3 ' d'effort, 2 ' de repos).
- **Fractionné avec un objectif de vitesse :** ils sont courts pour développer la vitesse maximale.
- **Fractionné avec un objectif d'endurance :** ils sont longs pour améliorer l'endurance au seuil.

## 2. Structurer l'effort

• **En fonction de l'intensité :** l'effort doit être réalisé à environ 85 à 95 % de votre fréquence cardiaque maximale ou à une allure qui vous permet de parler seulement par bribes (c'est-à-dire un effort intense).

• **En fonction de la durée des intervalles :** choisissez la durée d'effort et de récupération en fonction de votre niveau.

> **Pour le niveau débutant :** 30 secondes à 1 minute d'effort avec des récupérations égales ou légèrement supérieures.

> **Pour le niveau intermédiaire à avancé :** 2 à 5 minutes d'effort avec des récupérations d'une durée équivalente ou légèrement inférieure.

### Comment calculer la FCM ?

**MÉTHODE THÉORIQUE**

**Il existe plusieurs façons de calculer sa fréquence cardiaque maximale.**

• **Formule classique :** FCM = 220 - âge
Par exemple, si vous avez 30 ans : FCM = 220 - 30 = 190 bpm*.

• **Formule de Tanaka (plus précise) :** FCM = 208 - (0,7 × âge)
Par exemple, pour une personne de 30 ans : FCM = 208 - (0,7 × 30) = 187 bpm.

• **Formule de Gellish (encore plus récente) :** FCM = 206,9 - (0,67 × âge)
Par exemple, pour une personne de 30 ans : FCM = 206,9 - (0,67 × 30) = 187 bpm.

**TEST SUR LE TERRAIN**

**Attention, il est intense et doit être réalisé en étant bien échauffé et idéalement supervisé si vous êtes débutant.**

• **Étape 1. Échauffement :** faites 15 à 20 minutes d'échauffement en courant à une allure modérée.

• **Étape 2. Accélération progressive :** courez pendant 3 à 5 minutes à une allure rapide (85 à 95 % de votre effort maximal) pour augmenter votre fréquence cardiaque peu à peu.

• **Étape 3. Sprint final :** terminez par une accélération maximale pendant environ 1 minute (en montée si possible). À la fin de cet effort intense, vérifiez votre fréquence cardiaque maximale atteinte. Celle-ci correspondra à peu près à votre FCM.

* Battements par minute

### 3. Déterminer le nombre de répétitions

**Les recommandations :**

> Débutant : 4 à 6 répétitions.
> Intermédiaire : 6 à 10 répétitions.
> Avancé : 10 à 15 répétitions, selon le type de fractionné choisi.

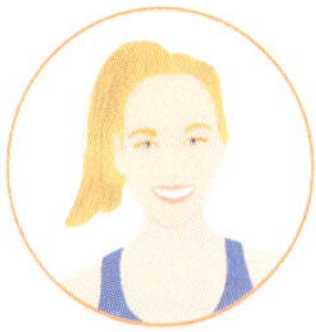

*Mon conseil*

**Prenez une pause active (marchez ou trottinez lentement) entre chaque fractionné pour maintenir le corps en mouvement. La durée de la récupération peut varier selon l'intensité de l'effort.**
**Pour les fractionnés courts : la récupération est égale ou de 1,5 fois la durée de l'effort.**
**Pour les fractionnés longs : la récupération correspond à la moitié de la durée de l'effort.**

### ÉTAPE 4 : Retour au calme

À la fin de la séance, prévoyez un footing léger de cinq à dix minutes pour aider à réduire le rythme cardiaque, puis des étirements pour favoriser la récupération.

## PEUT-ON FAIRE DU FRACTIONNÉ À CHAQUE SESSION D'ENTRAÎNEMENT ?

**Cela peut sembler tentant, surtout lorsque vous cherchez à améliorer votre vitesse et votre performance en course à pied. Mais ce n'est généralement pas recommandé pour plusieurs raisons**

### Non, à cause du risque de surentraînement

Pourquoi ? Les entraînements fractionnés sont intenses et peuvent provoquer une fatigue importante. Si vous en faites trop souvent, vous risquez de ne pas laisser suffisamment de temps à votre corps pour récupérer, ce qui peut conduire à des blessures ou à du surentraînement, et une baisse de performance.

## Non, en raison de la nécessité de la récupération

Pourquoi ? La récupération est essentielle pour permettre à votre corps de réparer les muscles, de renforcer les tendons et de restaurer les niveaux d'énergie. Faire du fractionné trop fréquemment réduit le temps de récupération et peut empêcher ces processus. Avec le risque de ne plus progresser !

## Non, car il faut tabler sur la variété dans l'entraînement

Pourquoi ? La variété est cruciale pour le développement de l'endurance, de la force et de la vitesse. Effectuer des types d'entraînements identiques comporte le risque de stagner et de solliciter toujours les mêmes muscles !

## Non, du fait de l'impact du fractionné sur la technique de course

Pourquoi ? Les séances de fractionné demandent une concentration et une technique spécifiques. Les faire trop souvent comporte un risque de fatigue, de mauvaise réalisation et de blessure.

## Non, pour maintenir un programme d'entraînement équilibré

Pourquoi ? Un bon programme d'entraînement pour les coureurs inclut différentes intensités et divers types de séances, comme les sorties longues, les courses de récupération, et le fractionné. Un programme équilibré permet de travailler l'endurance, la force, la vitesse et la récupération, maximisant ainsi les performances sur le long terme.

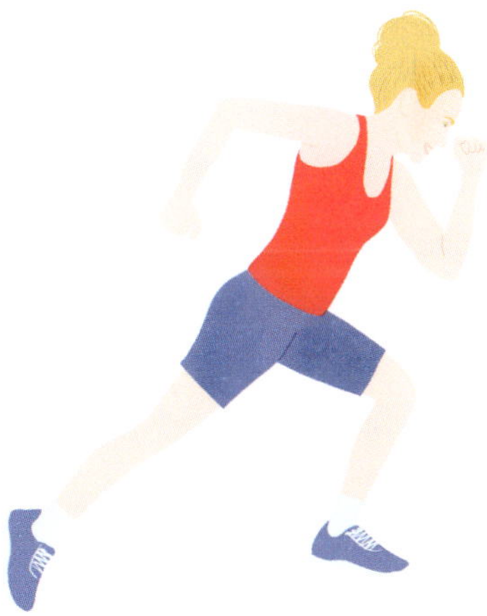

# COURIR EN CLUB, LA FORCE DU GROUPE

*C'est un moyen facile de progresser grâce, notamment, à l'énergie du groupe.*

## COMMENT CHOISIR SON CLUB ?

**Le club de running ou d'athlétisme offre la possibilité de courir à plusieurs et de rester motivé. Voici quelques pistes pour vous aider à bien sélectionner votre club.**

- **Bien définir vos objectifs :** voulez-vous rejoindre un club pour la performance (comme améliorer vos temps, préparer une course spécifique), pour l'aspect purement social (rencontrer des gens, courir en groupe), ou juste pour le loisir (courir pour le plaisir et rester actif) ? En étant au clair avec vos propres objectifs, vous trouverez plus facilement un club qui vous correspond.
- **Rechercher des clubs de proximité :** prenez en compte le temps nécessaire de vos déplacements dans votre choix.
- **Vérifier les activités proposées :** quels sont les types d'entraînements offerts ? Endurance, fractionné, course sur route, trail… Cela guidera votre choix en fonction de vos habitudes de runner et de vos envies.
- **Visiter les infrastructures :** demander à faire une séance d'essai afin de voir si le centre ainsi que l'ambiance et le niveau vous conviennent.
- **Bien considérer les horaires proposés et les fréquences d'entraînements et de sorties :** les plages horaires correspondent-elles bien à votre emploi du temps ?
- **Se renseigner sur le contenu exact de l'adhésion :** séances d'entraînement, équipements, organisation de sorties…

## LES AVANTAGES DE COURIR EN GROUPE *VERSUS* EN SOLO

**Posez-vous quelques instants afin de voir quelle option vous convient le mieux.**

### Les avantages de courir en groupe

- **La motivation :** l'énergie collective et le soutien des partenaires de course peuvent pousser à se dépasser, surtout lors des séances plus difficiles.
- **La responsabilité :** se fixer des rendez-vous pour courir avec d'autres, dans le cadre d'un club, crée de fait une obligation sociale qui aide à rester constant dans l'entraînement.
- **L'aspect social :** courir en groupe favorise les interactions sociales, permettant de rencontrer de nouvelles personnes et de tisser des amitiés autour d'une passion commune.
- **La sécurité :** courir en groupe peut offrir un sentiment de sécurité, surtout dans des zones moins fréquentées ou lors de sorties à des heures tardives.
- **Le partage d'expérience :** bénéficier des conseils et de l'expérience des autres peut être précieux pour s'améliorer.

### Les avantages de courir en solo

- **La flexibilité :** vous pouvez choisir votre propre horaire, votre parcours et votre rythme sans avoir à vous synchroniser avec d'autres. Courir en solo, c'est opter pour le mode zéro contrainte.
- **La concentration personnelle :** courir seul permet de se concentrer sur soi-même, d'écouter ses propres sensations et d'adapter l'entraînement à ses besoins.
- **Un moment de réflexion :** c'est aussi une excellente occasion de se vider l'esprit, de méditer ou de réfléchir tout en profitant du mouvement.
- **Un contrôle total :** c'est la possibilité de personnaliser entièrement son entraînement, que ce soit en matière d'intensité, de durée ou de type de course.
- **La simplicité :** pas besoin de devoir se coordonner avec d'autres, ce qui peut rendre la planification des courses plus aisée et moins contraignante.
- **La liberté de rythme :** courir à son propre rythme sans se soucier de suivre ou de ralentir pour quelqu'un d'autre.

# VÉRIFIER SES PROGRÈS

*Vitesse, temps de sorties, rythme...*
*Il n'y a pas un mais des progrès possibles.*
*Voici un petit récap pour vous permettre d'y voir plus clair.*

## LES DIFFÉRENTS TYPES DE PROGRÈS

### Une amélioration des temps de chrono

Il s'agit de courir plus vite sur des distances identiques : 5 km, 10 km, semi-marathon ou marathon.

> Intégrez des séances d'entraînement variées dans votre programme, notamment des intervalles, des courses à allure spécifique et des longues sorties. Les entraînements par intervalles, qui alternent entre des périodes de course rapide et de récupération, sont particulièrement efficaces pour augmenter votre vitesse et votre capacité aérobie. Par exemple, vous pouvez commencer par des répétitions de 400 m à une allure rapide, suivies de 1 à 2 minutes de marche ou de jogging léger entre chaque répétition.

### Une augmentation de la distance

C'est-à-dire être capable de courir plus longtemps ou sur des distances plus grandes sans ressentir de fatigue excessive.

> Adoptez une approche progressive. Commencez par ajouter 10 % à votre distance maximale hebdomadaire actuelle chaque semaine. Par exemple, si vous courez 5 km, passez à 5,5 km la semaine suivante, puis à 6 km celle d'après.

> Incorporez également des séances de « longues courses » dans votre programme, où vous vous concentrez sur l'endurance en courant à une allure confortable. Ce changement aide votre corps à s'habituer à de plus longues distances tout en développant votre capacité aérobie.

## Une meilleure gestion de l'effort

Autrement dit, apprendre à maintenir une allure constante et à bien répartir son énergie pendant toute la durée d'une course.

> Commencez par déterminer votre allure de course idéale pour différentes distances. Utilisez des séances d'entraînement à allure spécifique pour vous familiariser avec le rythme que vous devez garder.

> Essayez de faire des courses longues à un rythme confortable tout en portant une attention particulière à votre respiration et à votre niveau d'énergie. Êtes-vous au bon rythme ? Une méthode utile est le test de conversation : vous devez être capable de tenir une conversation légère sans être trop essoufflé. Vous serez alors en mesure d'évaluer si vous courez trop vite.

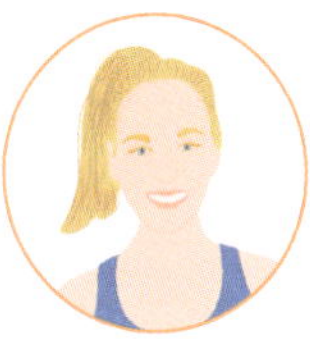

### *Mes conseils*

**N'oubliez pas l'importance des courses à allure spécifique,** qui consistent à courir à la vitesse cible que vous souhaitez atteindre pour vos courses. Cela aide votre corps à s'habituer à l'effort nécessaire lors des compétitions.

**Assurez-vous de bien vous échauffer** avant chaque séance et de prendre le temps de récupérer après vos courses, en incluant des étirements et des exercices de renforcement musculaire pour prévenir les blessures.

**Servez-vous des séances d'intervalles pour travailler votre capacité à gérer différents niveaux d'intensité.** Par exemple, alternez entre des périodes de course à une allure rapide et des phases de récupération à une allure plus lente. Vous apprendrez ainsi à récupérer tout en maintenant une allure constante.

## Une récupération plus rapide

Être en mesure de récupérer plus vite après une séance d'entraînement ou même une course souligne une meilleure adaptation physique.

> Commencez par mettre en place des pratiques de récupération active, comme des étirements légers ou des promenades après vos séances d'entraînement. Cela contribue à réduire les tensions musculaires et à améliorer la circulation sanguine en plus du programme clé en main sur la récupération (voir partie 3, page 123).

### Bon à savoir

**Écoutez toujours votre corps et n'hésitez pas à prendre des jours de repos si vous ressentez de la fatigue ou des douleurs. Une progression douce et régulière vous permettra d'atteindre vos objectifs de distance tout en maintenant une bonne santé physique.**

## Une fréquence des entraînements plus soutenue

C'est-à-dire être capable d'augmenter le volume d'entraînement, en courant plus souvent dans la semaine sans se blesser.

> Commencez par ajouter une ou deux sessions supplémentaires par semaine, en vous assurant d'avoir au moins un jour de repos entre les courses plus intenses.

Intégrez une variété de séances, y compris des courses courtes, des sorties plus longues, et des entraînements de récupération à allure douce. Vous pourrez ainsi diversifier l'intensité tout en donnant à votre corps le temps de s'adapter. En cas de signes de surmenage, comme des douleurs persistantes ou une baisse de performance, réduisez temporairement votre volume d'entraînement.

Pendant une course, soyez attentif à votre niveau d'effort et ajustez votre rythme si nécessaire pour éviter de vous épuiser trop tôt. Avec de la pratique et de l'expérience, vous allez apprendre à reconnaître les signaux de votre corps.

## LES DIFFÉRENTES MARGES DE PROGRESSION

**Courir c'est bien ! Mais s'améliorer c'est encore mieux !
Cette marge de progression, liée à différents facteurs, peut tout à fait se travailler. Voici quelques conseils pour vous aider à devenir une meilleure version de vous-même en tant que runner.**

### Le niveau d'entraînement actuel

Les coureurs débutants ont souvent une plus grande marge de progression que les coureurs avancés, car ils peuvent observer des gains rapides au début de leur pratique.

### La condition physique initiale

Les personnes en bonne forme physique générale ou avec un passé sportif peuvent progresser plus rapidement que celles qui partent de zéro.

> Évaluez votre niveau de forme actuel et élaborez un plan d'entraînement progressif qui intègre à la fois des séances de course et des activités complémentaires (marche, natation, vélo...), pour améliorer votre endurance et renforcer votre condition physique générale.

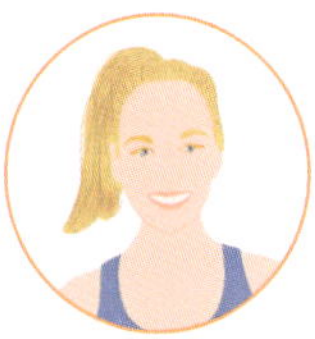

*Mes conseils*

**Fixez-vous des objectifs spécifiques, atteignables et mesurables.**
**Par exemple, améliorer son temps sur 5 km de 2 minutes en 6 mois.**

**Concentrez-vous sur la régularité**
**plutôt que sur l'intensité au début.**

## L'âge

Malgré la plus grande capacité de progression des coureurs plus jeunes en général, progresser à tout âge reste possible, à condition d'adapter l'entraînement.

> Les coureurs plus âgés doivent privilégier les séances d'entraînement à faible impact, comme la course sur terrain souple pour protéger les articulations.

## La fréquence et la qualité de l'entraînement

Plus l'entraînement est structuré et régulier, plus la progression sera significative. L'introduction de la variation (entraînements de vitesse, endurance, côtes, fractionné, etc.) est cruciale.

## La technique

L'amélioration de la foulée, de la posture et de l'économie de course permet des gains importants en performance.

> Vérifiez votre posture, travaillez votre foulée en cherchant à poser le milieu de votre pied au sol plutôt que le talon afin de réduire l'impact et d'améliorer l'efficacité.

## La récupération et la nutrition

Optimiser la récupération (voir parties 3 et 4, pages 123 et 161) contribue à maximiser la progression en minimisant les risques de blessures.

> Visez 7 à 9 heures de sommeil par nuit. Incorporez également des séances d'étirements ou de yoga dans votre routine pour augmenter la flexibilité et réduire les tensions musculaires.

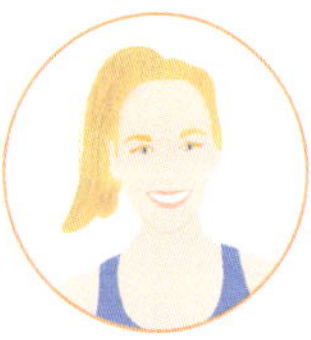

### Mes conseils

**Intégrez également des exercices de renforcement musculaire et de flexibilité pour maintenir une bonne condition physique.**

**Utilisez un carnet d'entraînement ou des applications pour suivre vos progrès, et ajuster ainsi les séances en fonction des résultats.**

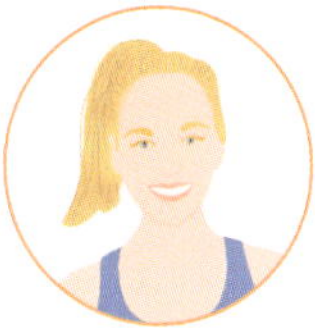

## Mes conseils

**Intégrez des exercices spécifiques** (montées de genoux, talons-fesses ou séances de côtes) pour renforcer les muscles utilisés lors de la course et développer votre coordination.

**Consommez un repas ou un en-cas riche en protéines et en glucides** dans les 30 minutes suivant l'entraînement. Pensez aussi à rester hydraté tout au long de la journée !

## LES FACTEURS LIMITANTS DU PROGRÈS

**Un runner doit aussi connaître ses propres limites pour progresser dans un cadre sécurisé et éviter quelques écueils...**

### Les blessures

Un volume d'entraînement trop intense ou mal adapté peut causer des blessures qui vont forcer le coureur à ralentir ou arrêter la progression pendant un temps. Augmentez les volumes et les intensités petit à petit pour éviter les blessures. Par exemple, commencez par courir 3 fois par semaine pendant 20 à 30 minutes, puis augmentez au fur et à mesure le temps de course de 10 % chaque semaine. Pour en savoir plus sur la gestion des blessures, voir page 135.

### Une alimentation inappropriée

Qu'il s'agisse d'une suralimentation (qui peut entraîner une prise de poids excessive et affecter l'endurance et la performance) ou d'une sous-alimentation (qui peut mener à un manque d'énergie et nuire à la récupération musculaire), le contenu de votre assiette, avant ou après l'effort, peut gêner la récupération et les performances. Pour en savoir plus sur l'alimentation du sportif, voir page 161.

> Veillez à équilibrer vos repas en incluant des glucides complexes (comme le riz complet, les pâtes complètes et les légumes), des protéines maigres (comme le poulet, le poisson et les légumineuses) et des graisses saines (comme les noix, les avocats et l'huile d'olive).

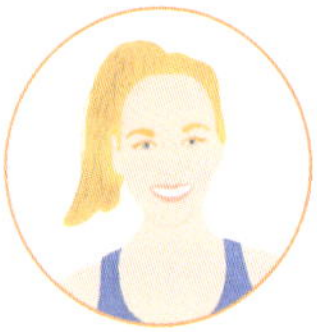

## Mon conseil

**Une bonne hydratation avant, pendant et après l'exercice s'avère également cruciale.**

### Un manque de diversité dans l'entraînement

Ne faire que des courses à allure constante ou négliger des aspects comme la force musculaire et la souplesse risquent encore de limiter votre progression.

**Voici quelques exemples d'entraînements croisés qui sont tout bénef pour le corps et hyper complémentaires pour la course à pied.**

• **Run + natation :** douce pour les articulations, la natation permet aussi de travailler l'endurance cardiovasculaire, renforcer les muscles du haut du corps, améliorer la capacité pulmonaire. Après des séances de course intenses, des longueurs en piscine favorisent également la récupération active.

• **Run + vélo :** activité à faible impact, le vélo améliore l'endurance tout en sollicitant principalement les muscles des jambes. C'est un excellent moyen de travailler la puissance et l'endurance sans ajouter de stress supplémentaire sur les articulations. Cet entraînement croisé est idéal pour récupérer tout en continuant à renforcer votre condition physique globale, ce qui peut contribuer à de meilleures performances en course à pied.

• **Run + renforcement musculaire :** en intégrant des exercices comme des squats, des fentes, des pompes et des exercices pour le tronc, vous augmentez votre force et votre puissance, ce qui peut améliorer votre foulée et votre efficacité en course. Crucial pour les coureurs, le renforcement musculaire aide à stabiliser les articulations, à corriger les déséquilibres musculaires et à prévenir les blessures. Enfin, un bon tonus musculaire contribue à une meilleure posture et à une économie de course optimisée.

# PRENDRE UN COACH

*Être accompagné par un coach n'est pas réservé aux pros ! Vous pouvez, même quand vous débutez, en prendre un pour encadrer vos séances.*

## TROIS RAISONS DE PRENDRE UN COACH

• **Un coach c'est une assurance motivation :** avec lui pas d'excuses ni de flemme possible !

• **Un coach c'est une assurance performances :** peu importe votre niveau, avec ce pro à vos côtés, vous ne pouvez que vous améliorer.

• **Un coach c'est une assurance objectifs :** cet expert vous prépare aussi bien mentalement que physiquement pour vous permettre de gagner en assurance et d'ainsi envisager des compétitions pour vous challenger.

## COMMENT BIEN CHOISIR SON COACH ?

• **Clarifiez vos objectifs afin de chercher un coach parfaitement adapté à ce que vous souhaitez accomplir :** par exemple, si votre objectif est de courir un 10 km sous une certaine durée, un coach expérimenté dans la préparation de courses sur route pourra vous proposer un plan d'entraînement ciblé. Si votre objectif est de pratiquer la course à pied pour la première fois, un coach spécialisé dans l'accompagnement des débutants sera en mesure de vous guider efficacement dans les bases de la course et de la condition physique.

• **Vérifiez ses qualifications :** assurez-vous que le coach possède des certifications reconnues en entraînement sportif, comme celles de la Fédération française d'athlétisme ou d'autres organismes.

• **Renseignez-vous sur son expérience de coureur et de coach :** par exemple, vous pouvez lui demander s'il a déjà entraîné des personnes avec des objectifs similaires aux vôtres. Posez des questions sur ses méthodes d'entraînement et sollicitez des témoignages ou des références d'anciens clients.

• **Considérez sa personnalité :** c'est très important que son caractère et sa façon de coacher résonnent avec vos envies. Quel style de coaching souhaitez-vous ? Plutôt strict et directif ? Ou encourageant et empathique ?

• **Examinez sa méthodologie :** votre coach doit être capable de proposer un programme d'entraînement adapté à vos besoins spécifiques.

• **Le coût :** comparez les tarifs et assurez-vous qu'ils conviennent à votre budget.
C'est un investissement, mais n'oubliez pas que la qualité du coaching peut avoir un impact significatif sur vos progrès et votre plaisir à courir. Choisir un coach, dont le tarif peut sembler élevé au premier abord, peut être judicieux si cela signifie bénéficier d'un accompagnement de qualité, d'une expertise reconnue et d'un soutien motivant.

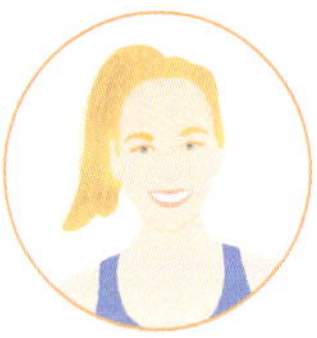

## Mes conseils

**Prenez le temps d'écrire vos objectifs de manière précise et mesurable. Cela vous aidera à mieux communiquer vos attentes au coach et à évaluer vos progrès au fil du temps.**

**N'hésitez pas à réclamer des preuves de ses qualifications, comme des diplômes ou des attestations de formation, et veillez à ce qu'il soit à jour avec les dernières pratiques et recommandations en matière de coaching sportif.**

**Vous pouvez aussi consulter les avis sur les réseaux sociaux, les sites spécialisés ou les forums de course à pied. Cela vous donnera une meilleure idée de son style de coaching.**

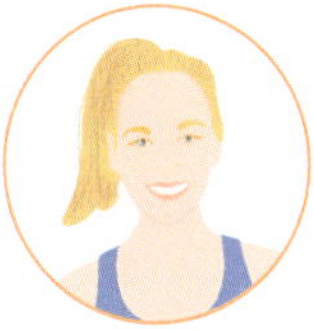

## Mes conseils

Pour moi, **un bon coach doit être accessible et à l'écoute**. Vous devez vous sentir à l'aise avec lui afin de partager vos doutes, vos préoccupations et pouvoir discuter de vos progrès.

**Veillez à ce qu'il offre un suivi régulier** et qu'il soit prêt à ajuster votre programme en fonction de vos progrès et de vos ressentis. Pour ma part, par exemple, j'ai besoin d'avoir mon programme pour deux semaines afin de me projeter...

**Pensez également à vérifier si le coach propose des forfaits ou des tarifs dégressifs** pour des engagements à long terme.

# QUESTIONS AUTOUR DU COACH

### Peut-on partager un coach avec quelqu'un pour limiter le coût ?

Partager un coach peut sembler une solution intéressante sur le plan financier, mais elle comporte à la fois des avantages et des inconvénients.

#### Les points positifs

1. **Une réduction des coûts :** le prix d'une séance de coaching peut être divisé entre plusieurs personnes, ce qui permet à chacun d'accéder à un accompagnement de qualité à moindres frais.
2. **Une motivation mutuelle :** travailler avec quelqu'un d'autre renforce la motivation. S'entraîner ensemble et bénéficier du soutien d'un partenaire peut aider à se dépasser et à garder une dynamique positive.
3. **Un partage d'expériences et d'astuces :** le collectif peut enrichir l'apprentissage et élargir les perspectives de chacun.
4. **Une dynamique de groupe :** l'ambiance peut être plus stimulante et conviviale, surtout si vous avez des objectifs communs ou complémentaires.

### Les points négatifs

**1. Un manque de personnalisation :** le coaching est généralement plus efficace lorsqu'il est individualisé. En partageant un coach, l'attention du coach sera divisée, le degré de personnalisation des conseils et de la programmation risque donc d'en pâtir.

**2. Des écarts de niveaux :** si vous et votre partenaire de coaching avez des niveaux de compétences, de condition physique ou des objectifs très différents, le coach pourrait avoir du mal à équilibrer les besoins de chacun, et vos progrès pourraient être limités.

**3. Un compromis sur l'emploi du temps :** trouver des créneaux horaires qui conviennent à tout le monde peut se révéler compliqué, et rendre ainsi la planification des séances plus difficile.

**4. Moins de temps individuel avec le coach :** la durée d'interaction directe avec le coach est forcément réduite, alors la profondeur des retours ou des corrections personnalisées sera restreinte.

## Peut-on prendre un coach uniquement pour se préparer à une course précise ?

Oui, faire appel à un coach est tout à fait possible et répandu pour se préparer à une course en particulier sans nécessairement continuer le coaching en dehors de cette période. Si tel est votre désir, voici quelques points à considérer.

**1. Une préparation ciblée :** prendre un coach exclusivement pour la préparation à une course permet de bénéficier d'un programme d'entraînement sur mesure, conçu spécifiquement pour atteindre vos objectifs pour cet événement. Il est susceptible d'inclure des séances d'entraînement adaptées, des stratégies de nutrition et des conseils sur la gestion de la course.

**2. Une planification stratégique :** un coach peut vous aider à organiser votre cycle d'entraînement, en tenant compte de la durée jusqu'à la course, des différentes phases d'entraînement (endurance, vitesse, récupération, etc.) et de la tapering (réduction progressive de l'intensité avant la course).

**3. Une évaluation des performances :** pendant la période de préparation, le coach est en mesure de vous fournir des évaluations régulières de vos performances, d'ajuster votre programme si nécessaire et de vous aider à identifier vos points forts et vos faiblesses. Les coureurs débutants qui cherchent à comprendre comment s'améliorer peuvent particulièrement en tirer profit.

**4. Des conseils sur la course** : un coach est à même de vous donner des conseils pratiques sur la stratégie de course, l'échauffement, la nutrition le jour J et même sur la gestion du stress ou de l'anxiété liés à la compétition.

**5. Une certaine flexibilité financière :** solliciter un coach seulement pour une période spécifique représente une option plus abordable financièrement. Vous avez la possibilité d'investir dans un accompagnement professionnel sans vous engager sur le long terme.

**6. Une évaluation des besoins futurs :** après la course, vous pouvez évaluer vos progrès et décider si vous souhaitez continuer à travailler avec le même coach pour d'autres objectifs ou événements, ou si vous préférez vous entraîner seul.

## Quand changer de coach ?

Plusieurs cas de figure peuvent justifier un changement de coach, mais cette liste n'est pas exhaustive.

- **Un manque de progression :** si vous avez l'impression que vos performances stagnent malgré vos efforts et le suivi du programme d'entraînement, c'est un signe potentiel que le coach ne parvient pas à adapter son approche à vos besoins.
- **Des objectifs non alignés :** si vos objectifs ont évolué, mais que votre coach ne comprend pas ou ne s'adapte pas à ces nouveaux objectifs, il peut être temps de chercher quelqu'un dont l'expertise correspond mieux à vos aspirations du moment.
- **Une absence de motivation :** un bon coach doit être capable de vous motiver et de vous inspirer. Si vous sentez que vos séances sont devenues monotones ou que vous manquez d'enthousiasme pour vous entraîner, un désalignement avec votre coach est à envisager.
- **Une communication difficile :** une bonne communication est essentielle dans la relation entre un coach et un athlète. Si vous avez du mal à exprimer vos préoccupations ou si votre coach ne répond pas à vos questions et besoins, vos progrès risquent d'en subir les conséquences.
- **Des changements dans le style d'entraînement :** si le style d'entraînement de votre coach ne vous convient plus (trop intense, pas assez structuré, etc.), chercher un autre coach qui propose une méthode plus appropriée à votre manière de travailler peut s'avérer judicieux.
- **Des problèmes de disponibilité :** si votre coach est souvent absent ou incapable de vous offrir le soutien nécessaire, votre entraînement risque d'en être affecté.

• **De nouveaux besoins ou de nouvelles circonstances :** parfois, des changements dans votre vie personnelle ou professionnelle peuvent justifier un remplacement de coach. Votre besoin d'une autre approche (comme une préparation à une course spécifique ou des entraînements adaptés à des horaires différents) peut alors constituer un facteur décisif.

### Prendre un coach et s'inscrire en club de running est-il possible ou faut-il forcément choisir un coach dans le club de running ?

Certains clubs de running offrent également des programmes de coaching avec des entraîneurs certifiés. Vous pouvez décider de suivre ce coaching au sein du club, sans doute moins coûteux, et intégrer les dynamiques de groupe tout en vous permettant de bénéficier de conseils professionnels. Mais, en parallèle, faire appel à un coach personnel tout en étant membre d'un club de running reste envisageable.

# Comment bien choisir son matériel ?

**Même si on dit n'avoir besoin de presque rien pour courir… certains éléments s'avèrent essentiels (comme les chaussures de course) et d'autres, plus anecdotiques, sont susceptibles de faciliter la vie du coureur.**

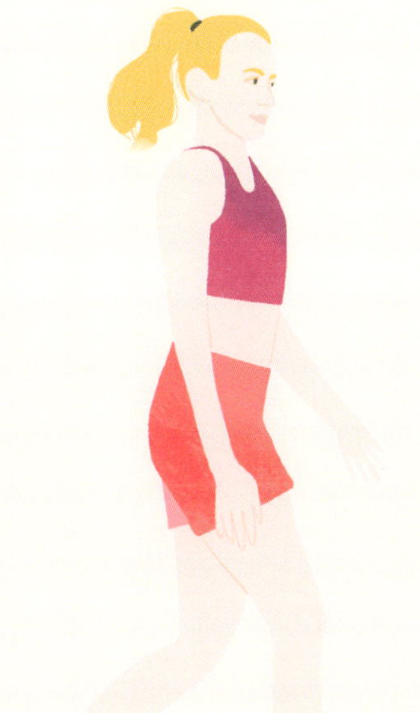

*Chaussures, vêtements, accessoires, etc.*

## LES CHAUSSURES DE COURSE

**Les chaussures sont l'élément le plus crucial de votre équipement de course, car elles protègent vos pieds et influencent votre performance.**

### Comment les choisir ?

- **Type de course :** déterminez le type de terrain sur lequel vous allez courir (route, sentier, trail, sable...). Les chaussures de route sont conçues pour l'asphalte, tandis que les chaussures de trail offrent une meilleure adhérence et davantage de protection pour les terrains accidentés.
- **Amorti :** choisissez le niveau d'amorti qui convient à votre confort. Les chaussures avec un bon amorti atténuent l'impact sur vos articulations, tandis que des chaussures plus minimalistes offrent un meilleur contact avec le sol.
- **Stabilité :** si vous avez des problèmes de pronation (lorsque le pied roule vers l'intérieur, voir page 64), recherchez des chaussures avec un bon support. Les chaussures de stabilité ou de contrôle de mouvement peuvent aider à corriger cette problématique.

## LES MONTRES ET GPS

**Une bonne montre de course ou un GPS vous permettra de suivre vos performances, de mesurer votre distance, votre vitesse et votre fréquence cardiaque.**

### Comment les choisir ?

- **Fonctionnalités :** recherchez des montres qui offrent des fonctionnalités adaptées à vos besoins, comme le suivi de la fréquence cardiaque, des performances, le GPS pour le suivi des parcours, et des programmes d'entraînement intégrés.
- **Autonomie de la batterie :** assurez-vous que la montre possède une bonne autonomie, surtout si vous envisagez de courir de longues distances.
- **Confort :** choisissez une montre confortable à porter pendant vos séances. Un bracelet ajustable et léger est un vrai plus.

## LES VÊTEMENTS DE COURSE

**Les vêtements adaptés peuvent améliorer votre confort pendant l'effort, réguler votre température et limiter les frottements.**

### Comment les choisir ?

- **Tissus techniques :** optez pour des tissus qui évacuent la transpiration, comme le polyester ou le nylon. Évitez le coton, qui retient l'humidité.

- **Coupe et ajustement :** assurez-vous que les vêtements soient bien ajustés, mais pas trop serrés. Les vêtements trop amples peuvent provoquer des frottements, tandis que ceux trop collants peuvent restreindre vos mouvements.

## LES ACCESSOIRES ET GADGETS

- **La ceinture de course ou le sac à dos léger :** pour les longues distances, cette option peut être pratique pour transporter de l'eau, des collations et des objets essentiels.

- **Des écouteurs sans fil :** si vous aimez écouter de la musique ou des podcasts pendant vos courses, optez pour des écouteurs sans fil, résistants à la sueur.

- **Des lunettes de soleil :** protégez vos yeux du soleil avec des lunettes de soleil adaptées à la course, légères et qui ne glissent pas pendant l'effort.

- **Des chaussettes de compression :** elles sont à même d'aider à améliorer la circulation sanguine et à réduire la fatigue musculaire. On peut les utiliser pendant ou après la course.

## LES ÉQUIPEMENTS DE SÉCURITÉ

- **Des bandes réfléchissantes :** si vous courez la nuit ou à l'aube, portez des vêtements ou accessoires réfléchissants pour assurer votre visibilité.

- **Une lampe frontale :** pour les courses dans l'obscurité, une lampe frontale est utile pour éclairer votre chemin et vous rendre plus visible.

# Zoom sur les cas particuliers

*Et mon chien, peut-il venir avec moi ?*

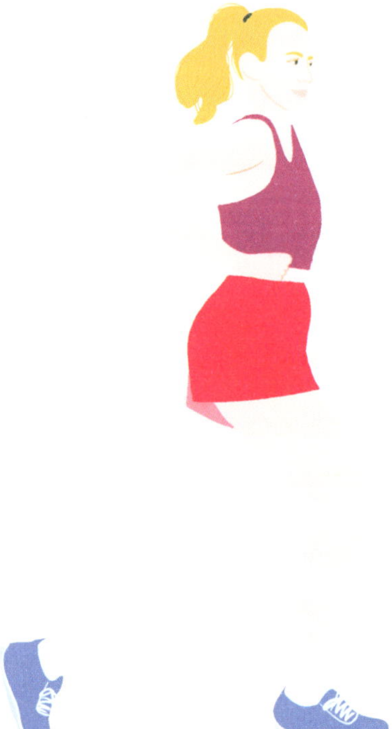

# JE VEUX COURIR AVEC MON CHIEN, JE FAIS COMMENT ?

**Courir avec votre ami à quatre pattes peut être une expérience enrichissante et amusante, mais elle nécessite une préparation et des considérations spécifiques pour assurer la sécurité et le bien-être de votre compagnon. Voici quelques conseils pour vous aider à commencer.**

## 1. Vérifiez la santé de votre chien

- **Consultez un vétérinaire :** avant de commencer, assurez-vous que votre chien est en bonne santé et apte à courir, vous pourrez ainsi vous adapter à son âge et ses problématiques de santé.
- **Prise en compte de la race :** certaines races conviennent mieux à la course que d'autres. Par exemple, les chiens de travail ou de sport (comme les retrievers, les huskies, et les borders collies) sont souvent plus adaptés à des séances de course régulières que les races plus petites ou brachycéphales (comme les bulldogs).

## 2. Équipez-le correctement

- **Collier ou harnais :** utilisez un collier confortable ou un harnais spécifiquement conçu pour la course. Un harnais offre en général un meilleur contrôle et réduit de fait le risque de blessure au cou.
- **Laisse :** choisissez une laisse robuste, de préférence d'une longueur de 1,5 à 2 m. Les laisses à enrouleur ne sont pas idéales, car elles risquent de rendre le contrôle de votre chien plus difficile.
- **Accessoires de sécurité :** envisagez des équipements réfléchissants ou des lumières si vous courez dans des zones peu éclairées.

## 3. Commencez lentement

- **Conditionnement :** si votre chien n'est pas habitué à courir, commencez par des promenades régulières et augmentez progressivement la distance et l'intensité. Et espacez toujours les sorties courses des premières sorties pour les besoins du chien.
- **Courtes distances :** débutez par de courtes distances et relevez au fur et à mesure la durée et la vitesse de vos courses.

## 4. Choisissez les bons moments et les lieux adéquats

- **Périodes de chaleur :** évitez de courir pendant les heures les plus chaudes de la journée, surtout en été. Le risque de surchauffe est élevé chez les chiens.
- **Terrains appropriés :** choisissez des itinéraires adaptés, comme des parcs, des sentiers ou des routes où votre chien peut courir en toute sécurité. Bannissez les surfaces chaudes tel que le bitume susceptible de brûler ses coussinets.

## 5. Écoutez votre chien

- **Les signes de fatigue potentiels :** si votre compagnon s'arrête, halète intensément ou semble en difficulté, faites une pause.
- **Hydratation :** assurez-vous que votre chien ait accès à de l'eau avant, pendant et après la course. Emportez une bouteille d'eau et un bol de voyage si vous partez pour une longue distance.

## 6. Socialisez votre chien

- **Socialisation :** habituez votre chien à courir à côté d'autres coureurs, des cyclistes et des animaux. Cette précaution peut aider à prévenir les comportements indésirables.

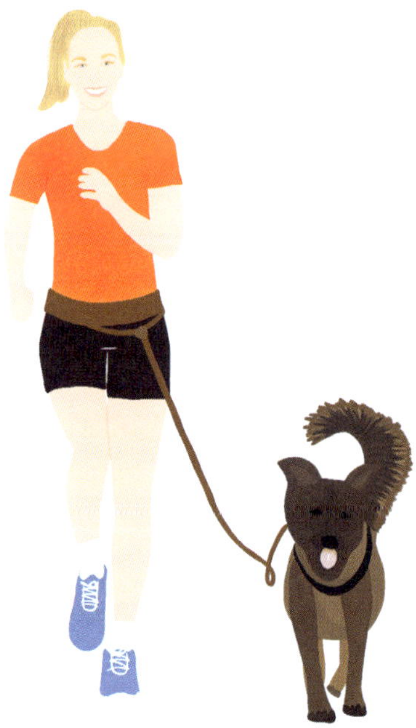

# JE SUIS JUSTE NIVEAU BUDGET, JE PRIORISE QUOI ?

## Les chaussures de course !

• **Priorité :** élevée.

• **Pourquoi ?** Les chaussures sont l'équipement le plus crucial pour la course. Une bonne paire de chaussures contribue à réduire le risque de blessures et améliorer le confort pendant vos séances.

## Les vêtements de course

• **Priorité :** moyenne.

• **Pourquoi ?** Bien que le confort soit important, vous n'avez pas besoin d'un équipement complet dès le départ.

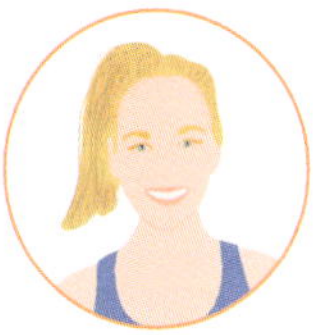

### *Mes conseils*

**Les chaussures**

Investissez dans une paire de chaussures de course de qualité, même si cela signifie acheter un modèle d'entrée de gamme d'une marque réputée.

Recherchez des soldes, des promotions ou des boutiques qui proposent des modèles de saisons précédentes à prix réduit.

Évitez d'acheter des chaussures de sport dans les grandes surfaces, rendez-vous de préférence dans un magasin spécialisé. En effet, ce dernier est en mesure de vous conseiller sur le modèle adapté à votre type de foulée.

**Les vêtements**

Optez pour des vêtements en matière synthétique qui évacuent l'humidité et évitez le coton. Si votre budget est limité, vous pouvez commencer avec des vêtements que vous avez déjà et investir dans des pièces spécifiques par la suite.

### Les accessoires essentiels

- **Priorité :** moyenne.
- **Pourquoi ?** Ils peuvent améliorer votre expérience de course, mais ils ne sont pas toujours indispensables.

### Les montres ou applications de suivi

- **Priorité :** basse (au début).
- **Pourquoi ?** Certes, le suivi de vos performances représente une source de motivation, mais vous pouvez également utiliser votre téléphone ou des applications gratuites pour commencer.

### Les gadgets et accessoires supplémentaires

- **Priorité :** très basse.
- **Pourquoi ?** Des gadgets tels que les écouteurs sans fil, les chaussettes de compression, ou les montres de course ne sont pas essentiels pour commencer.

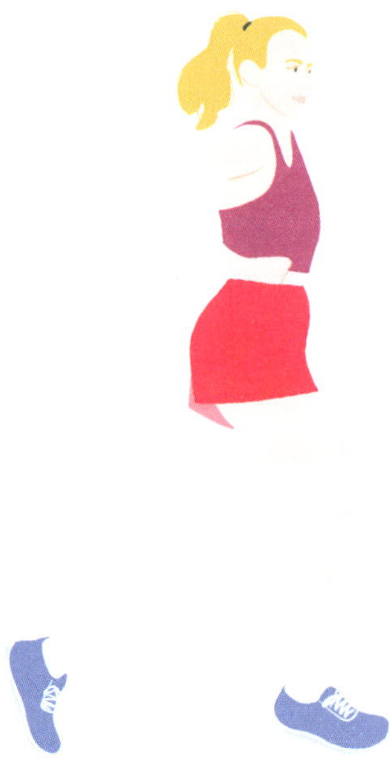

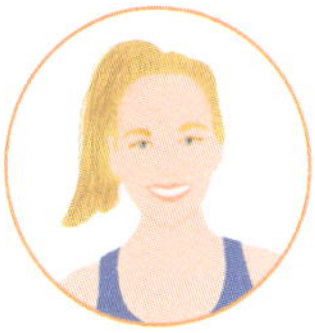

## Mes conseils

**Accessoires essentiels**

Si vous prévoyez d'écouter de la musique ou de suivre vos performances, investissez dans un brassard ou un support de téléphone, c'est plus pratique pour courir, les mains libres.

Une petite bouteille ou une ceinture d'hydratation peut être utile.

**Montres GPS ou applications de suivi**

Si vous n'avez pas de montre GPS, servez-vous d'applications comme Strava ou Runkeeper sur votre téléphone pour suivre vos courses.

Si vous souhaitez investir dans une montre plus tard, recherchez des modèles d'entrée de gamme qui incluent les fonctionnalités essentielles.

**Gadgets et accessoires**

Évaluez ce qui est réellement susceptible d'améliorer votre expérience. Ces éléments peuvent être ajoutés au fur et à mesure que vous progressez et que vous avez une meilleure idée de ce qui vous convient.

# Mon partenaire ne court pas

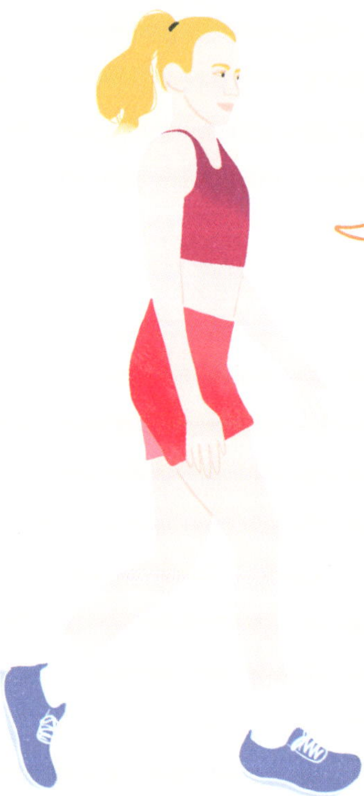

*Lorsqu'on est un passionné de course à pied et que notre partenaire ne court pas (ou n'est pas intéressé par la course), des tensions peuvent parfois naître au sein du couple !*

## RESPECTER LES DIFFÉRENCES DE CHACUN

**Ne poussez pas votre partenaire à courir. Il vaut mieux l'aider à trouver son activité physique ou d'autres centres d'intérêt.**

Restez clair sur l'importance de la course pour vous, tout en reconnaissant également les passions et les intérêts de votre conjoint.

## COMMUNIQUER OUVERTEMENT SUR VOS BESOINS

**Partagez vos horaires de course et votre planification pour que votre moitié sache à quoi s'attendre.**

- Si vous préparez un marathon ou un autre événement majeur, discutez à l'avance du temps nécessaire et surtout de la manière possible de compenser ce temps pour le couple.
- Rassurez votre partenaire en lui expliquant qu'en dépit de l'importance de la course, il reste votre priorité.

## CRÉER DES MOMENTS DE QUALITÉ EN DEHORS DE LA COURSE

- Planifiez des moments spécifiques pour passer du temps ensemble (sorties, dîners ou activités communes...).
- Montrez que vous êtes aussi disponible pour partager des moments totalement étrangers à la course, afin que votre partenaire ne se sente pas délaissé.
- Proposez de pratiquer d'autres activités physiques ensemble (randonnées, balades, vélo) qui peuvent être plus adaptées à votre conjoint.

## IMPLIQUER VOTRE PARTENAIRE DANS VOS OBJECTIFS

• Invitez-le à venir vous encourager lors de vos courses ou compétitions.

• Proposez-lui de participer à l'organisation de votre plan de course (choix des itinéraires, d'un équipement).

• Si possible, trouvez des événements avec des activités parallèles proposées (marches, manifestations familiales, hôtel avec un spa lors des compétitions) afin que votre partenaire puisse également en profiter à sa manière.

## FAIRE DES COMPROMIS

**Ajustez vos horaires d'entraînement pour courir tôt le matin ou tard le soir afin de ne pas empiéter sur les moments à deux.**

• Réduisez le nombre de courses compétitives de manière à rééquilibrer le temps consacré à votre couple.

• Planifiez des week-ends ou des vacances où la course n'est pas au centre de votre vie, de sorte à profiter d'autres loisirs ensemble.

# Mes courses officielles préférées

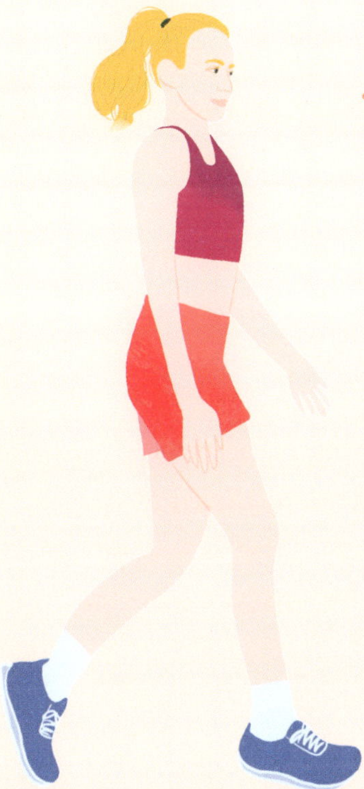

*Le marathon de Paris,*
*celui de Nice-Cannes,*
*Marseille-Cassis,*
*La corrida de Houilles...*

## LE MARATHON DE PARIS

• **Distance :** 42,195 km.

• **Participants :** environ 50 000 coureurs.

• **Description :** c'est la plus grande course sur route en France et l'une des plus populaires au monde. Le parcours passe par des lieux emblématiques de Paris comme les Champs-Élysées, la tour Eiffel, et la cathédrale Notre-Dame.

• **Mon expérience :** probablement ma course préférée puisque c'était mon premier marathon. J'y ai pris un immense plaisir avec un joli chrono à la clé. Beaucoup d'ambiance et un parcours magnifique dans la capitale.

## LE SEMI-MARATHON DE PARIS

• **Distance :** 21,097 km.

• **Participants :** plus de 40 000.

• **Description :** cette course est l'une des plus grandes courses de semi-marathon en Europe, avec un parcours traversant la capitale.

• **Mon expérience :** c'est une course incontournable, j'y suis tous les ans, en participante ou en supportrice. Une ambiance de folie, un parcours roulant et magnifique à travers les rues de Paris.

## LA CORRIDA DE HOUILLES

• **Distance :** 10 km

• **Participants :** environ 2 000 coureurs.

• **Description :** très populaire, cette course attire des athlètes de haut niveau et des amateurs, avec un parcours rapide qui traverse les rues de la ville de Houilles.

• **Mon expérience :** un 10 km bien connu par les chasseurs de chrono. J'ai adoré cette course avec une grosse densité et un parcours propice à la performance. Un 10 km idéal pour aller chercher son record personnel avec une ambiance au top.

## MARSEILLE-CASSIS

- **Distance** : 20 km.
- **Participants :** environ 20 000 coureurs.
- **Description :** célèbre pour ses magnifiques paysages méditerranéens, cette course part de Marseille pour arriver à Cassis, avec un passage emblématique par le col de la Gineste.

## LE MARATHON DE NICE-CANNES

- **Distance :** 42,195 km.
- **Participants :** environ 15 000 coureurs.
- **Description :** ce marathon longe la Côte d'Azur entre Nice et Cannes, offrant un panorama exceptionnel avec vue sur la mer Méditerranée.

## LES 20 KM DE PARIS

- **Distance :** 20 km.
- **Participants :** plus de 30 000 coureurs.
- **Description :** c'est une course très populaire à Paris, qui offre un parcours traversant plusieurs quartiers et monuments célèbres.
- **Mon expérience :** j'adore cette course, elle coche toutes les cases d'une course au top ; au mois d'octobre, donc ni trop chaud ni trop froid, une ambiance à la parisienne, un parcours très roulant, une densité de dingue, bref, à ne pas louper.

## LA COURSE DES HÉROS (PARIS, LYON, BORDEAUX)

- **Distance** : 2, 6, 10 km.
- **Participants :** plusieurs milliers de personnes.
- **Description :** cette course est aussi un événement caritatif, attirant des participants motivés par le sport et la collecte de fonds pour diverses causes.

# Mes astuces qui changent tout !

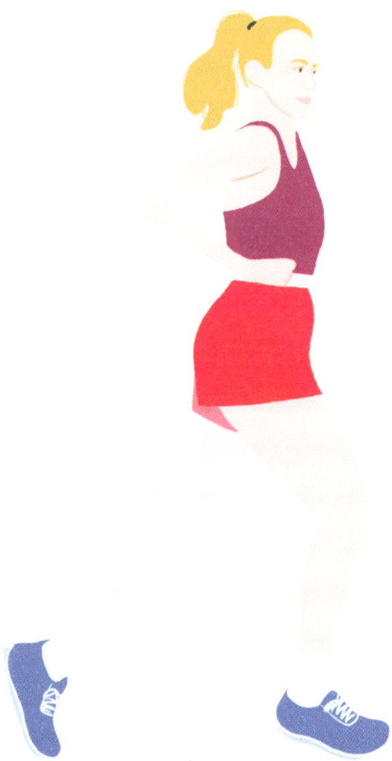

*La cadence,*
*les petits sprints,*
*courir dans l'herbe…*

## LA CADENCE

**Quand on court, il est préférable d'adopter une cadence de 170 à 180 pas par minute. C'est-à-dire de faire de petites foulées rapides, plutôt que de grandes enjambées afin de limiter les risques de blessures en courant. Ce conseil de kiné, que j'ai fait mien depuis longtemps, est vraiment facile à intégrer. Le secret ? Courir avec des musiques à la bonne cadence pour s'y habituer naturellement !**

### Cadence de 160 BPM*

Idéale pour une allure modérée, souvent recommandée pour les coureurs débutants.

- *Uptown Funk*, Mark Ronson ft. Bruno Mars
- *Shut Up and Dance*, WALK THE MOON
- *Shape of You*, Ed Sheeran
- *Get Lucky*, Daft Punk ft. Pharrell Williams, Nile Rodgers

### Cadence de 170 BPM

Convient pour un rythme plus soutenu, idéal pour des courses plus rapides.

- *I Gotta Feeling*, The Black Eyed Peas
- *Can't Stop*, Red Hot Chili Peppers
- *Wake Me Up*, Avicii
- *Stronger*, Kanye West

### Cadence de 180 BPM

Souvent citée comme la cadence optimale pour de nombreux coureurs, en particulier pour la course de vitesse et les courses de 5 km.

- *Eye of the Tiger*, Survivor
- *Titanium*, David Guetta ft. Sia
- *Don't Stop Believin'*, Journey
- *Levels*, Avicii

* BPM : beats per minute, pulsations par minute.

### Cadence de 190 BPM et plus

Pour des courses très rapides ou des sprints.

- *Turn Down for What*, DJ Snake & Lil Jon
- *Bang Bang*, Jessie J, Ariana Grande, Nicki Minaj
- *Pump It*, The Black Eyed Peas
- *Born to Run*, Bruce Springsteen

## LES PETITS SPRINTS

Même à la fin d'une sortie cool comme un jogging du dimanche, n'hésitez pas à enchaîner à la fin 5 à 6 lignes droites rapides de 20 secondes. Les bénéfices ? Un véritable travail de foulée couplé à un travail d'augmentation de la résistance à la fatigue.

## L'HERBE

Quand vous le pouvez, courez pieds nus sur l'herbe. Cet exercice simple et ludique permet un véritable travail du pied avec un renforcement de la voûte plantaire.

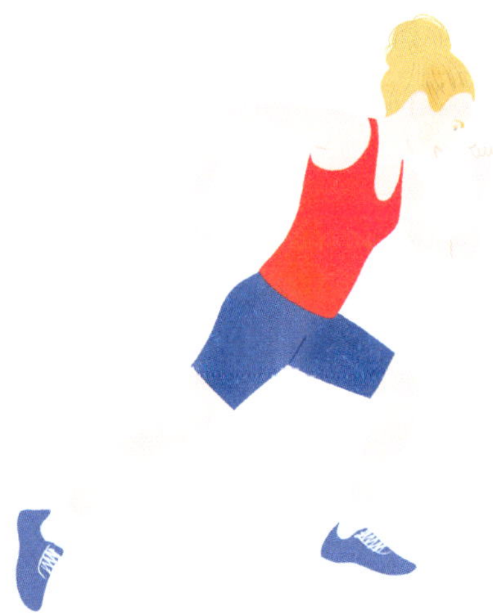

## DANS LA TÊTE D'UN COUREUR...

# ALEXIS MIELLET, 29 ANS,

### athlète olympique sur 3 000 m steeple

**Comment le run a-t-il changé votre vie ?**

*« C'est ce qui a guidé ma vie jusqu'à maintenant. Adolescent, ça m'a permis de me donner un cadre et d'apprendre les valeurs nécessaires pour mener à bien des objectifs de vie comme l'abnégation, l'exigence, le respect... »*

**Quel est votre meilleur souvenir de run ?**

*« Difficile de n'en retenir qu'un, j'ai eu la chance de participer deux fois aux JO, mais je dirais mon titre de champion d'Europe du 3 000 m steeple que j'ai pu partager avec mes proches sur place. »*

**Quel est votre pire souvenir ?**

*« C'est certainement les championnats d'Europe en 2018 sur 1 500 m où je tombe au bout de 800 m de course en série... impossible de revenir, donc éliminé. »*

**Quel est le meilleur conseil qu'on vous ait donné ?**

*« C'est de prendre du plaisir, toujours. »*

**Quel conseil donneriez-vous à un runner qui débute ?**

*« Je lui dirais de ne pas avoir peur de courir lentement, c'est sûrement la plus grosse erreur que font tous les débutants. »*

**Quel conseil donneriez-vous à un runner qui veut progresser ?**

*« Je lui dirais d'être constant, progressif et patient ! »*

*À moi de jouer !*

*Quel est mon meilleur souvenir de run ?*

________________________________________

________________________________________

________________________________________

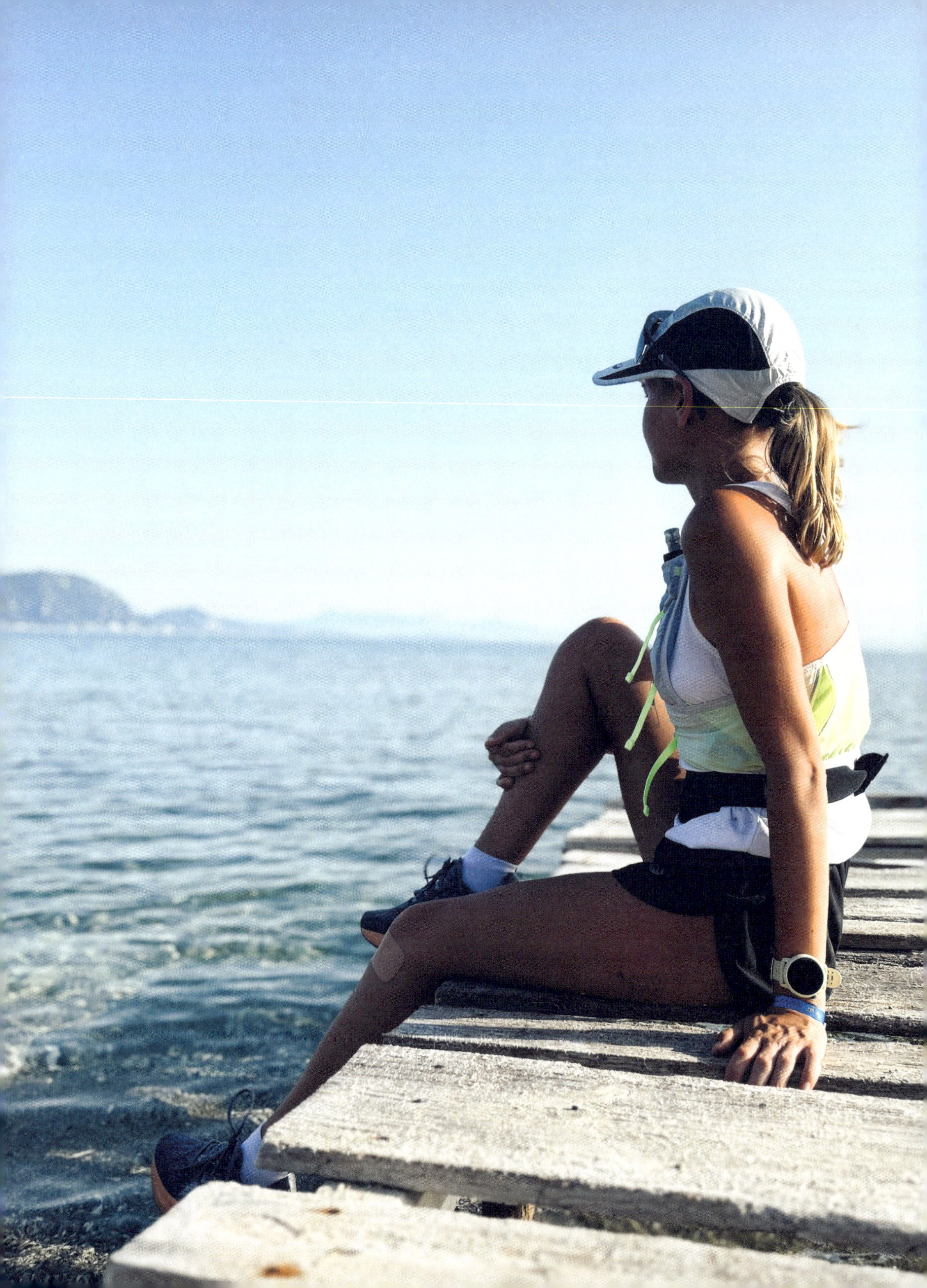

# 3.

# *Ma méthode pour* BIEN RÉCUPÉRER

J'ai l'habitude de dire que la récupération fait intégralement partie de l'entraînement. Certes, notre corps au repos est moins sollicité qu'au moment de l'effort, mais cette phase inactive est essentielle pour qu'il puisse reconstituer ses forces et nous permettre d'être pleinement performant les jours suivants.

Un jour, après un entraînement vraiment soutenu sur piste, j'ai ressenti une douleur légère mais persistante dans le genou. Je me suis dit que ça passerait et que j'étais prête pour une nouvelle sortie le lendemain. J'ai ignoré ce petit signal et je suis partie courir. Cependant, après quelques kilomètres, la douleur s'est intensifiée au point de devoir m'arrêter. Ce jour-là, j'ai compris que j'avais poussé trop loin sans écouter mon corps et qu'un jour de repos aurait été bien plus bénéfique que de forcer. D'où l'importance d'écouter son corps et de bien récupérer : des étirements d'après course aux jours off, je partage avec vous tous mes plans pour bien récupérer.

# Les bons gestes d'étirement juste après la course

**Ma méthode est simple mais efficace : j'aime bien étirer tous les groupes musculaires, un à un. J'ai donc un exercice par groupe de muscles à vous proposer. Chaque exercice dure à peu près 30 secondes par muscle. Les étirements statiques sont plus bénéfiques après la course, lorsqu'ils peuvent aider à améliorer la souplesse, à détendre les muscles et à favoriser la récupération.**

*Pour moi, l'étirement est un moment sacré qui fait un bien fou. C'est m'offrir une parenthèse de bien-être après l'effort, les gestes sont très doux et les effets très relaxants !*

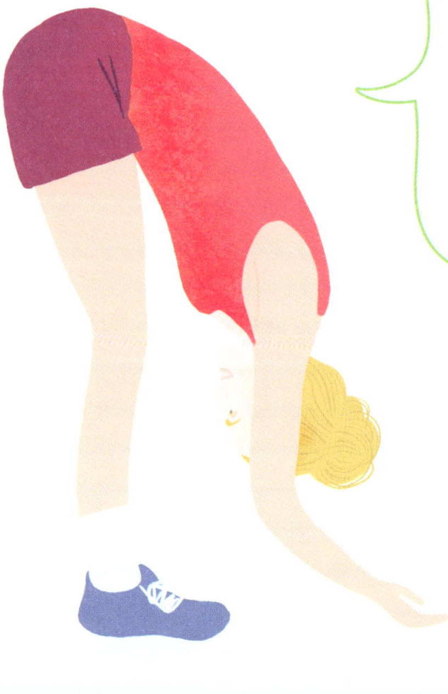

## LES ÉTIREMENTS DES ISCHIO-JAMBIERS

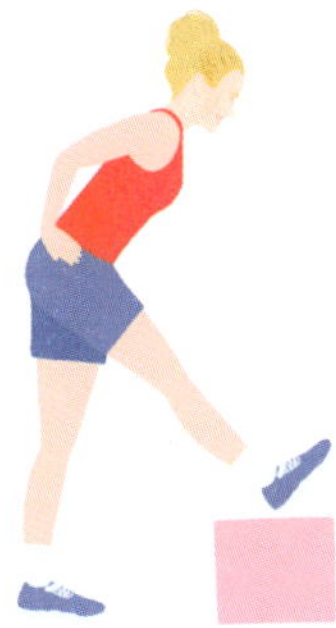

- **La bonne position :** debout
  > Placez un pied sur une surface élevée (comme un banc ou une marche).
  > Gardez la jambe tendue et penchez-vous doucement vers l'avant en conservant le dos droit jusqu'à sentir un étirement à l'arrière de la cuisse.
  > Maintenez la position pendant 15 à 30 secondes, puis changez de jambe.

## LES ÉTIREMENTS DES QUADRICEPS

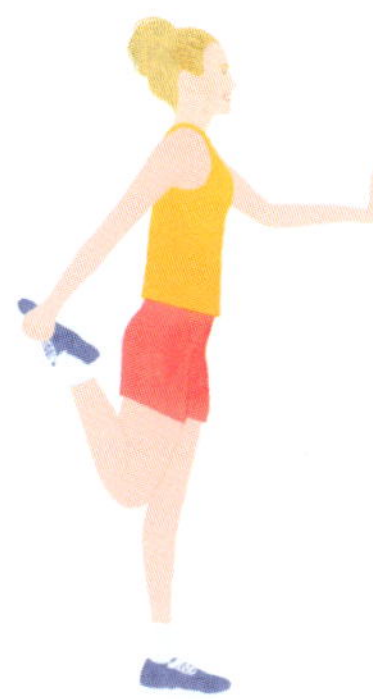

- **La bonne position :** debout
  > Tenez-vous sur une jambe, en utilisant un mur ou un arbre pour préserver l'équilibre si nécessaire.
  > Pliez l'autre genou et attrapez votre cheville pour tirer doucement le talon vers vos fesses.
  > Gardez les genoux alignés et poussez légèrement les hanches vers l'avant pour intensifier l'étirement.
  > Maintenez la position pendant 15 à 30 secondes, puis changez de jambe.

## LES ÉTIREMENTS DES MOLLETS

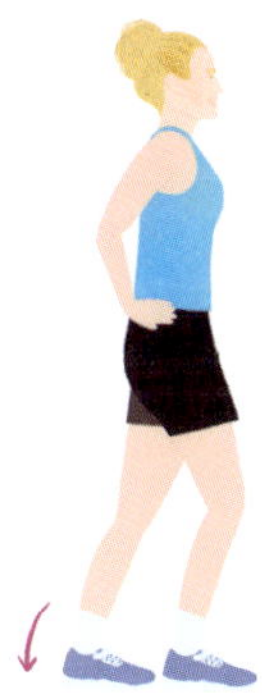

- **La bonne position :** debout
  > Placez un pied devant l'autre, en fléchissant le genou avant et en gardant la jambe arrière tendue.
  > Poussez votre talon arrière vers le sol tout en conservant votre dos droit.
  > Vous devriez sentir un étirement dans le mollet de la jambe arrière.
  > Maintenez la position pendant 15 à 30 secondes, puis changez de jambe.

## LES ÉTIREMENTS DES FESSIERS

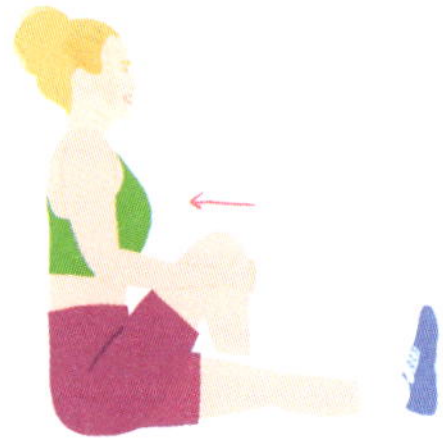

- **La bonne position :** assis
  > Asseyez-vous sur le sol et pliez une jambe en plaçant le pied à l'extérieur de l'autre genou.
  > Tirez doucement le genou plié vers votre poitrine en gardant l'autre jambe tendue.
  > Vous devriez sentir un étirement dans le fessier et la hanche de la jambe pliée.
  > Maintenez la position pendant 15 à 30 secondes, puis changez de jambe.

## LES ÉTIREMENTS DU DOS

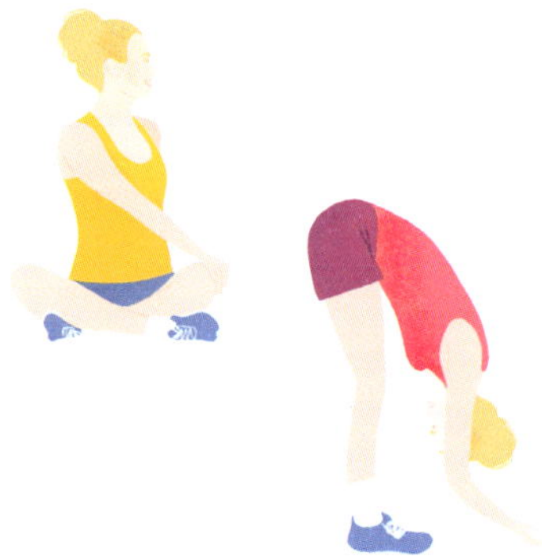

- **La bonne position :** assis ou debout
  > Si assis, croisez une jambe sur l'autre et tournez votre torse vers la jambe pliée, en utilisant votre bras pour pousser doucement contre le genou.
  > Si debout, penchez-vous en avant à partir de vos hanches et laissez pendre vos bras pour relâcher la tension dans le dos.
  > Maintenez la position pendant 15 à 30 secondes.

## LES ÉTIREMENTS DES HANCHES

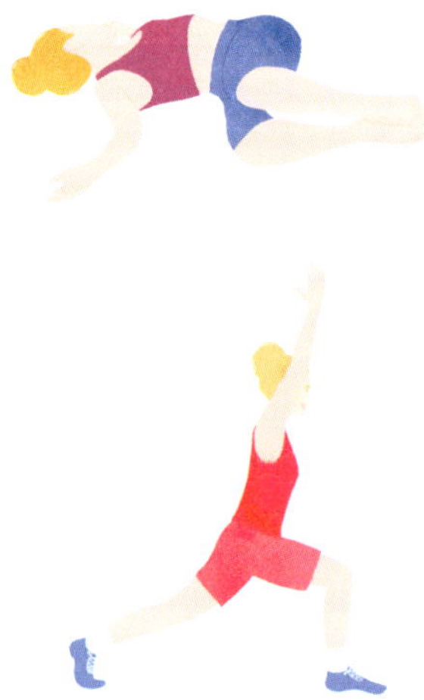

- **La bonne position :** debout ou allongé
  > Debout : faites un pas en avant avec une jambe et pliez le genou avant tout en gardant la jambe arrière tendue, en vous penchant légèrement vers l'avant.
  > Allongé : allongez-vous sur le dos, pliez les genoux et placez vos pieds à plat sur le sol. En conservant les pieds au sol, laissez tomber vos genoux d'un côté, puis de l'autre.
  > Maintenez la position pendant 15 à 30 secondes de chaque côté.

## FAUT-IL S'ÉTIRER AVANT DE COURIR AUSSI ?

**Il est souvent recommandé de ne pas faire d'étirements statiques avant de courir, mais plutôt de privilégier un échauffement dynamique. Il existe deux raisons.**

• **Un risque de blessure accru :** des étirements prolongés sur des muscles froids peuvent diminuer la force musculaire et la réactivité. Cela peut rendre les muscles moins efficaces lors de l'effort et potentiellement augmenter le risque de blessures.

• **Une réduction des performances :** les étirements statiques avant un effort intense, comme la course à pied, peuvent restreindre temporairement la puissance et la vitesse.
À la place, privilégiez un échauffement dynamique pour préparer vos muscles et articulations à l'effort avec des exercices de mobilité (mouvements articulaires comme des rotations des hanches, des chevilles, des genoux, des épaules, etc.), des échauffements spécifiques (montées de genoux, talons-fesses, ou foulées légères, etc.). Vous pouvez aussi courir tout simplement à vitesse lente au début : commencez par un footing léger pendant quelques minutes pour augmenter la température corporelle et préparer vos muscles à l'effort.

## QUELLE EST LA DIFFÉRENCE ENTRE LES ÉTIREMENTS D'AVANT ET D'APRÈS LA COURSE ?

**Les étirements avant et après la course ont des objectifs propres, car ils répondent à des besoins distincts du corps à ces moments.**

### Avant la course

Les étirements dynamiques préparent les muscles et les articulations à l'effort sans diminuer leur performance.

1. **Types d'étirements :** étirements dynamiques. Ils consistent en des mouvements actifs qui sollicitent plusieurs groupes musculaires tout en préparant le corps à l'effort (par exemple, des fentes marchées, des montées de genoux, des balancements de jambes).
2. **Durée des mouvements :** chaque mouvement est exécuté de manière contrôlée et répétée pendant un court laps de temps (quelques secondes).

**3. Bénéfices :**

- **Activation musculaire :** les muscles se réchauffent progressivement et gagnent en souplesse sans diminuer la force.
- **Amélioration de la mobilité :** les articulations sont mobilisées pour augmenter l'amplitude des mouvements nécessaires pendant la course.
- **Réduction du risque de blessure :** prépare le corps à des mouvements rapides et intensifs sans fragiliser les muscles.

**Pourquoi pas d'étirements statiques avant la course ?**

- Les étirements statiques (tenir une position pendant plusieurs secondes) peuvent réduire la force musculaire et l'explosivité, ce qui est contre-productif pour la performance.
- Ils sont également susceptibles de provoquer une sensation de relâchement musculaire qui n'est pas idéale avant un effort intense.

## Exemples d'étirements dynamiques

### L'étirement fentes avant avec rotation du torse

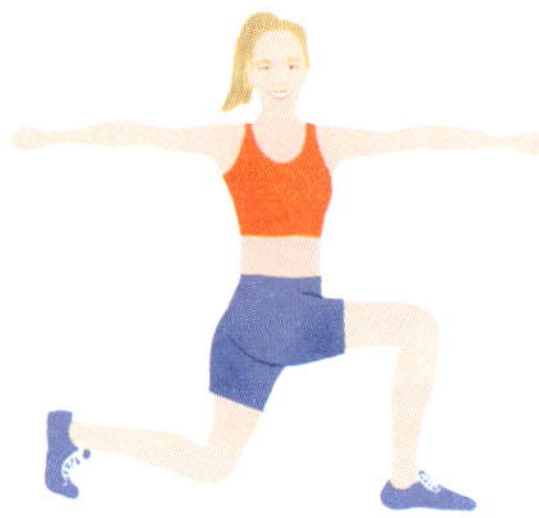

- **Mouvement :** faites une fente avant avec une jambe, puis tournez votre torse vers la jambe avant. Revenez à la position de départ et alternez les jambes.
- **Muscles ciblés :** quadriceps, ischio-jambiers, hanches et bas du dos.
- **Avantages :** améliore la mobilité des hanches et la souplesse du bas du dos tout en stimulant les jambes.

### L'étirement talons-fesses (butt kicks)

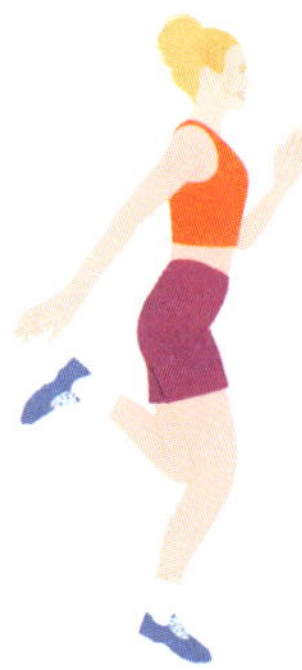

- **Mouvement :** en marchant ou en courant, ramenez vos talons vers vos fesses à chaque pas, en gardant le buste droit.
- **Muscles ciblés :** quadriceps et ischio-jambiers.
- **Avantages :** prépare les muscles des jambes et améliore la mobilité des genoux.

### L'étirement montées de genoux (high knees)

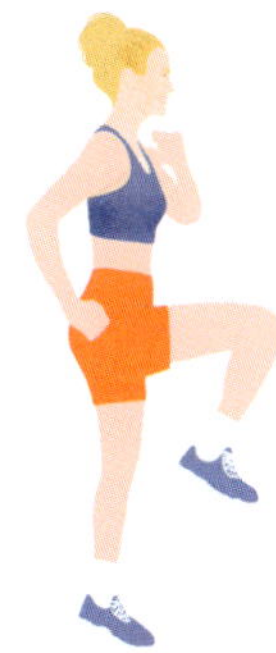

> **Mouvement :** en marchant ou en trottinant, levez vos genoux aussi haut que possible à chaque pas.

> **Muscles ciblés :** quadriceps, hanches et abdominaux.

> **Avantages :** augmente la fréquence cardiaque et la mobilité des hanches, tout en échauffant les quadriceps.

### L'étirement swing des jambes (frontal)

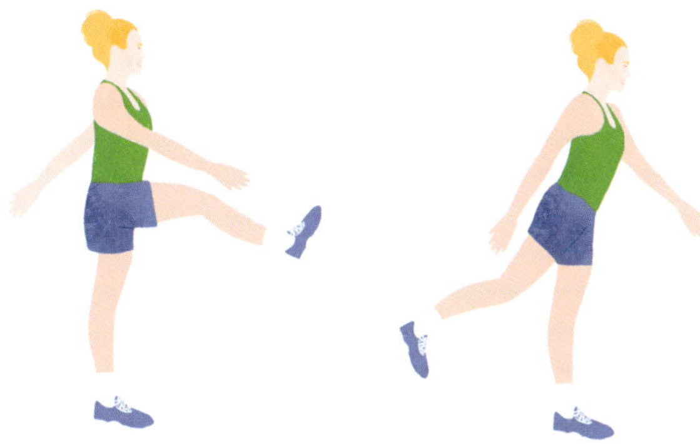

> **Mouvement :** tenez-vous à un support, puis balancez une jambe d'avant en arrière sans forcer l'amplitude.

> **Muscles ciblés :** hanches, ischio-jambiers et quadriceps.

> **Avantages :** améliore la mobilité des hanches et échauffe les muscles avant la course.

### L'étirement cercle avec les bras

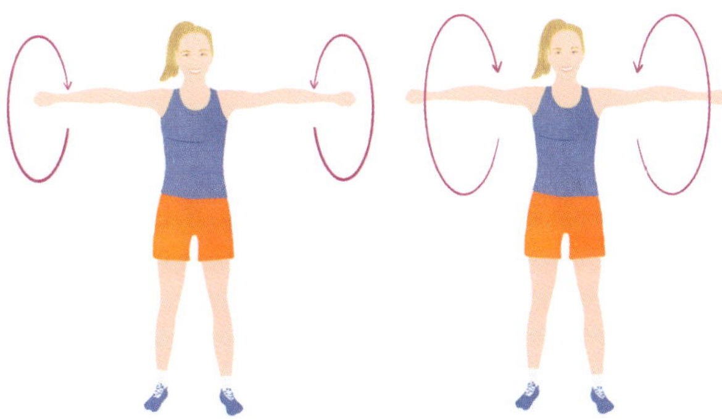

> **Mouvement :** faites des cercles avec les bras, d'abord petits, puis de plus en plus grands, dans les deux sens (avant et arrière).

> **Muscles ciblés :** épaules, bras et poitrine.

> **Avantages :** prépare les épaules et les bras, ce qui est très utile pour maintenir la posture pendant la course.

## Après la course

Les étirements statiques détendent les muscles, favorisent la récupération et améliorent la flexibilité.

1. **Types d'étirements :** étirements statiques. Ils consistent à tenir une position d'étirement pendant environ 15 à 30 secondes pour cibler un muscle ou un groupe musculaire spécifique (par exemple, étirement des ischio-jambiers, quadriceps, mollets).

2. **Durée des positions :** les positions sont tenues plus longtemps pour permettre aux muscles de s'étirer lentement.

3. **Bénéfices :**

> **Détente musculaire :** après l'effort, les muscles sont plus chauds et plus souples, les étirements statiques sont donc efficaces pour les allonger et les détendre.
> **Prévention des courbatures :** les étirements peuvent aider à réduire la raideur musculaire post-course et à favoriser la circulation sanguine, accélérant ainsi la récupération.
> **Amélioration de la flexibilité :** les étirements statiques réguliers contribuent à améliorer la souplesse à long terme.

**Pourquoi effectuer les étirements statiques après la course ?**

> Les muscles sont déjà échauffés par l'effort, donc le risque de blessure est limité pendant les étirements statiques.
> Les étirements statiques permettent de relâcher les tensions accumulées durant la course.

### Exemples d'étirements statiques

#### L'étirement des ischio-jambiers

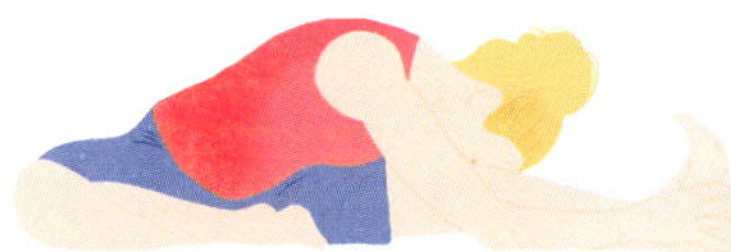

> **Position :** assis par terre, tendez une jambe devant vous et gardez l'autre pliée vers l'intérieur. Penchez-vous en avant pour toucher votre pied.
> **Muscles ciblés :** ischio-jambiers, mollets et bas du dos.
> **Durée :** de 20 à 30 secondes.
> **Avantages :** favorise la souplesse des ischio-jambiers, souvent tendus après la course.

### L'étirement du quadriceps (debout)

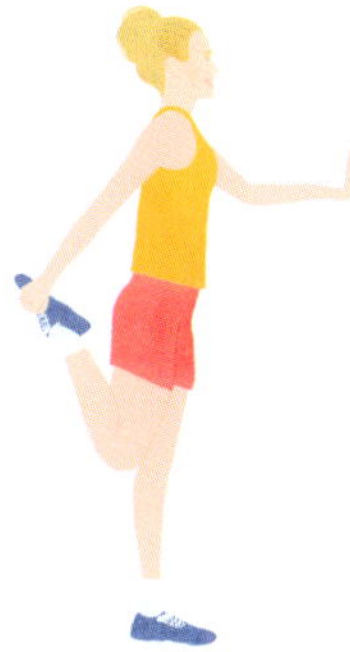

- **Position :** debout sur une jambe, attrapez votre pied opposé derrière vous et tirez doucement vers vos fesses.
- **Muscles ciblés :** quadriceps.
- **Durée :** de 20 à 30 secondes de chaque côté.
- **Avantages :** relâche les tensions dans les quadriceps après une séance de running.

### L'étirement des mollets (contre un mur)

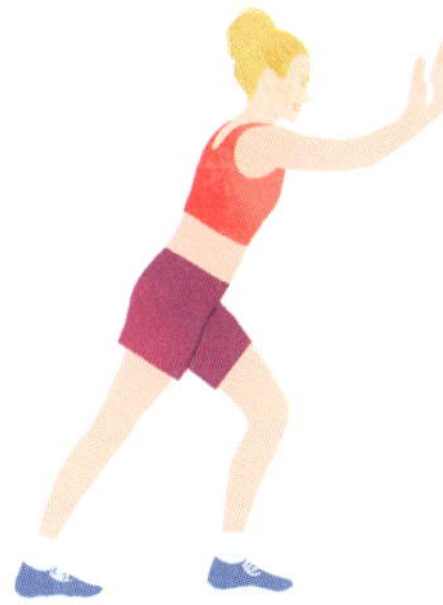

- **Position :** placez vos mains contre un mur, une jambe en avant et l'autre tendue derrière. Poussez sur votre talon arrière vers le sol afin de sentir l'étirement dans le mollet.
- **Muscles ciblés :** mollets.
- **Durée :** de 20 à 30 secondes de chaque côté.
- **Avantages :** soulage les mollets après un effort, réduisant le risque de crampes.

### L'étirement du piriforme (couché)

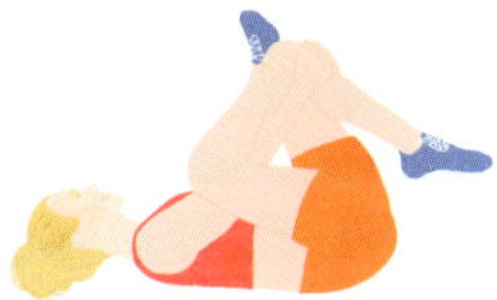

- **Position :** allongez-vous sur le dos, placez une cheville sur le genou opposé, puis ramenez la cuisse vers vous.
- **Muscles ciblés :** fessiers, piriforme et bas du dos.
- **Durée :** de 20 à 30 secondes de chaque côté.
- **Avantages :** étire les fessiers et aide à soulager les tensions du nerf sciatique.

### L'étirement du psoas (fente statique)

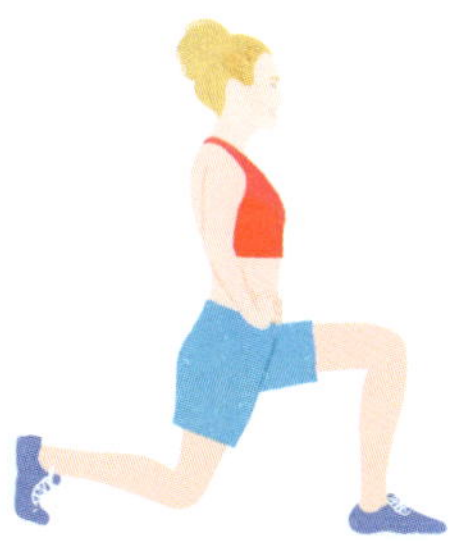

- **Position :** faites une fente avant, mais gardez le genou arrière au sol. Poussez vos hanches vers l'avant sans avancer le genou avant au-delà des orteils.
- **Muscles ciblés :** hanches, quadriceps et psoas.
- **Durée :** de 20 à 30 secondes de chaque côté.
- **Avantages :** détend le psoas, souvent tendu chez les coureurs, et améliore la souplesse des hanches.

## LES RÈGLES À CONNAÎTRE POUR BIEN S'ÉTIRER

### Règle n° 1 : s'échauffer avant de s'étirer

Oui, oui, vous avez bien lu ! Ne pas étirer un muscle froid est crucial. Les muscles doivent être légèrement chauffés avant de les étirer pour éviter les blessures et améliorer l'efficacité des étirements.

### Règle n° 2 : éviter les étirements douloureux

Les étirements doivent créer une sensation de tension, mais jamais de douleur. Si vous ressentez une douleur aiguë, arrêtez immédiatement, elle peut indiquer un étirement excessif ou une blessure potentielle.

### Règle n° 3 : intégrer des exercices de mobilité

En plus des étirements, les exercices de mobilité sont très bénéfiques pour les coureurs. Il s'agit de gestuelles spécifiques conçues pour améliorer la flexibilité, l'amplitude du mouvement et la fonctionnalité des articulations et des muscles. Contrairement aux étirements statiques, qui se concentrent sur l'allongement des muscles, les exercices de mobilité intègrent souvent des mouvements dynamiques qui engagent plusieurs groupes musculaires et articulations. Ils aident à développer l'amplitude des mouvements des articulations, particulièrement au niveau des hanches, des chevilles et des genoux, ce qui est essentiel pour une foulée efficace.

#### Les étirements de mobilité à privilégier

- **Le cercle de hanches :**
  en position debout, faites de petits cercles avec votre jambe levée afin de mobiliser la hanche. Changez de jambe.

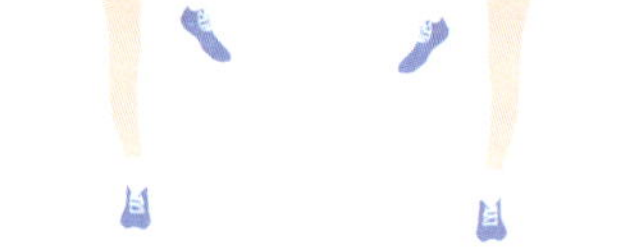

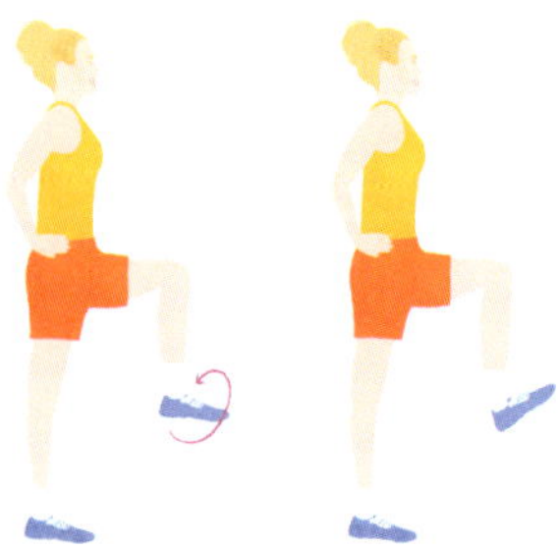

- **La rotation des chevilles :**
  tournez doucement vos chevilles dans un sens puis dans l'autre pour les assouplir avant la course.

### Règle n° 4 : adopter une routine d'étirements régulière

Pour améliorer la souplesse et prévenir les blessures, il est recommandé de s'étirer régulièrement, pas seulement après les entraînements intensifs. Intégrer 10 à 15 minutes d'étirements à votre routine quotidienne peut contribuer à une meilleure amplitude de mouvement et à une récupération plus rapide.

### Règle n° 5 : utiliser des accessoires pour approfondir l'étirement

Des accessoires comme les bandes élastiques ou les rouleaux de massage (appelés *foam rollers*) peuvent aider à cibler des muscles plus profonds ou à approfondir un étirement. Personnellement, j'ai constaté que l'utilisation régulière d'un *foam roller* après mes séances d'entraînement avait considérablement amélioré ma récupération. Cet accessoire m'aide à décomposer les nœuds musculaires et à augmenter la circulation sanguine dans les zones tendues.

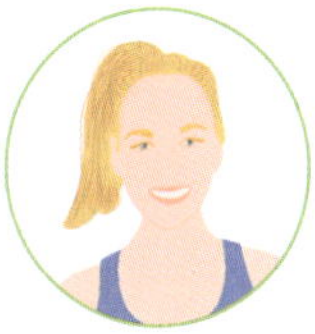

### Mes conseils

**Échauffement**

Avant de vous étirer, faites un échauffement léger (marche ou mouvements dynamiques) pendant 5 à 10 minutes pour augmenter le flux sanguin dans les muscles.

**Étirements**

Prenez la séance d'étirements comme un moment pour vous. Restez bien à l'écoute de votre corps afin de ne jamais forcer au-delà de vos capacités actuelles. N'oubliez pas que la souplesse s'améliore progressivement avec une pratique régulière, en douceur.

**Routine régulière**

Incluez cette routine dans votre journée pour y penser ! Le top ? Le matin au réveil, quand les muscles sont froids.

**Utilisez une bande élastique pour augmenter la résistance dans des étirements passifs.**

**Exercice 1 :**

**Étirement statique des mollets avec bande résistante**

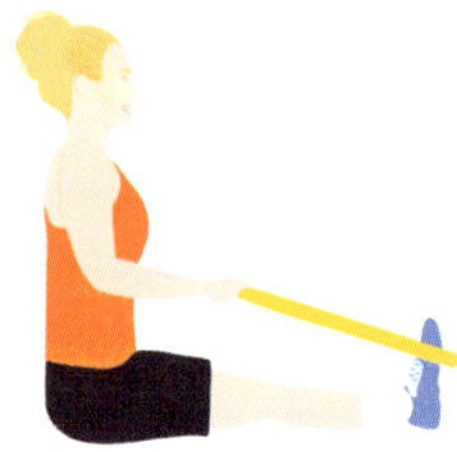

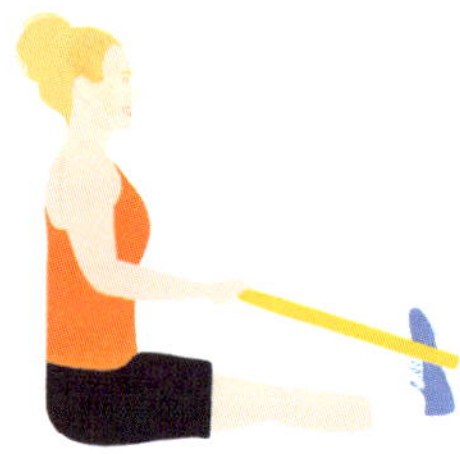

- **Position de départ :** asseyez-vous sur le sol, jambes tendues devant vous. Placez la bande résistante autour de la plante de l'un de vos pieds (le pied droit, par exemple) en tenant les deux extrémités de la bande dans vos mains.
- **Étirement :** en gardant la jambe droite tendue, tirez doucement sur la bande pour ramener vos orteils vers vous, en créant une tension dans le mollet où vous devriez ressentir un étirement.
- **Maintien de la position :** maintenez l'étirement pendant 20 à 30 secondes sans bouger, en conservant la jambe droite et le dos droit. Relâchez ensuite lentement.

Répétez l'exercice sur l'autre jambe (gauche) en suivant les mêmes étapes.

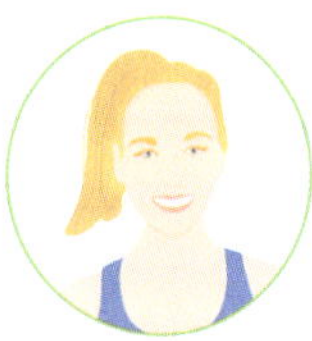

## Mes conseils

**Exercice 1**

**Assurez-vous de ne pas forcer excessivement le mouvement, la bande doit vous permettre d'ajuster l'étirement crescendo. Respirez profondément pour maximiser l'effet relaxant.**

**Exercice 2**

**Si vous ressentez une pression excessive sur le genou, réduisez l'intensité en relâchant un peu la bande ou ajustez l'angle de votre jambe.**

## Exercice 2 :
**Étirement statique des quadriceps avec bande résistante**

> **Position de départ :** allongez-vous sur le ventre, les jambes tendues derrière vous. Passez la bande résistante autour de votre pied droit et tenez les deux extrémités de la bande avec vos mains, par-dessus votre tête.

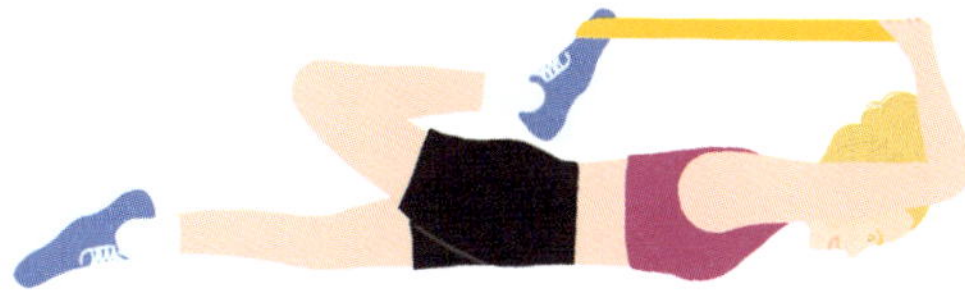

> **Étirement :** en tirant doucement sur la bande, ramenez votre talon droit vers vos fesses. Utilisez la bande pour conserver la tension, en ajustant l'intensité de l'étirement selon votre niveau de confort. Gardez vos hanches bien à plat contre le sol et essayez de ne pas cambrer le bas du dos.

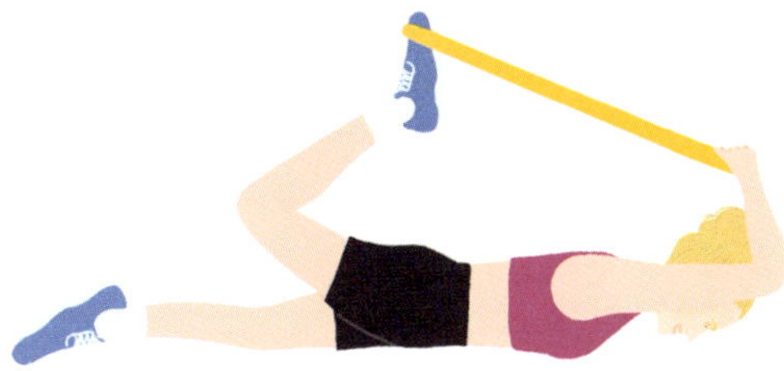

> **Maintien de la position :** maintenez la position pendant 20 à 30 secondes, en sentant l'étirement à l'avant de la cuisse, sans forcer. Relâchez doucement en éloignant le pied des fesses.

Répétez l'exercice sur l'autre jambe (gauche), en suivant les mêmes étapes.

### Bon à savoir

**Exercice 1 :**
**Cet étirement est très efficace pour augmenter la flexibilité des mollets et des tendons d'Achille, souvent sollicités lors de la course ou d'activités physiques intenses.**

**Exercice 2 :**
**Cet étirement est idéal pour détendre les quadriceps après une séance de course ou d'exercices de jambes.**

**Passez 1 à 2 minutes sur chaque groupe musculaire avec le *foam roller*, en insistant sur les points de tension. Vous devez sentir un appui mais pas de douleurs.**

**Exercice 1 : étirement et relâchement des quadriceps avec un *foam roller***

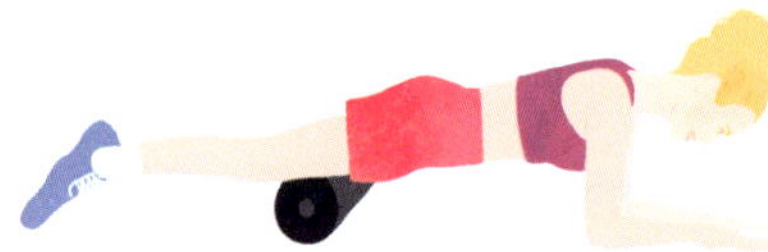

- **Position de départ :** allongez-vous face au sol en position de planche avant (avant-bras au sol). Placez le *foam roller* sous vos quadriceps (l'avant de vos cuisses), juste au-dessus des genoux.

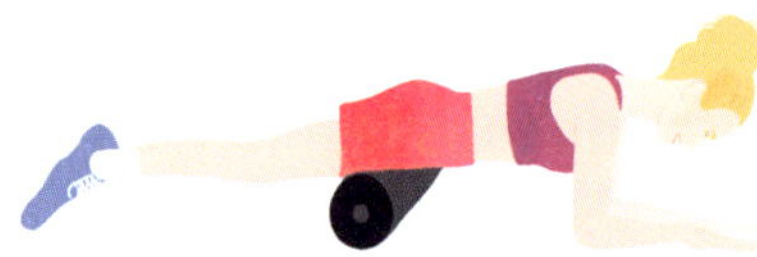

- **Le mouvement :** faites lentement rouler votre corps vers l'avant et l'arrière, de sorte que le *foam roller* se déplace du haut de vos genoux jusqu'au haut de vos cuisses, près des hanches. Assurez-vous de contrôler le mouvement avec vos bras et vos avant-bras, en gardant vos abdominaux engagés pour protéger le bas de votre dos. Continuez à rouler lentement pendant 30 à 60 secondes par jambe, ou jusqu'à ce que vous sentiez un relâchement des muscles.

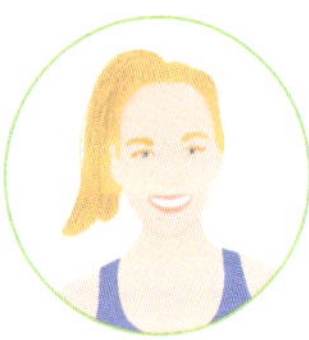

## Mes conseils

**Si vous ressentez des zones très tendues ou douloureuses,** restez quelques secondes sur ces points en appuyant en douceur, et en respirant profondément pour aider à relâcher la tension.

Pour accentuer l'étirement, vous pouvez plier une jambe pendant que vous roulez avec l'autre, ce qui permet de mieux cibler le muscle. Cet exercice contribue à libérer les tensions des quadriceps après un entraînement intense, en particulier après la course ou des squats. Le *foam roller* améliore aussi la circulation sanguine et la récupération musculaire.

# Les secrets d'une bonne récup'

**Le repos c'est la règle numéro 1 de la récupération de tous les sportifs ! Et les runners n'y échappent pas !**

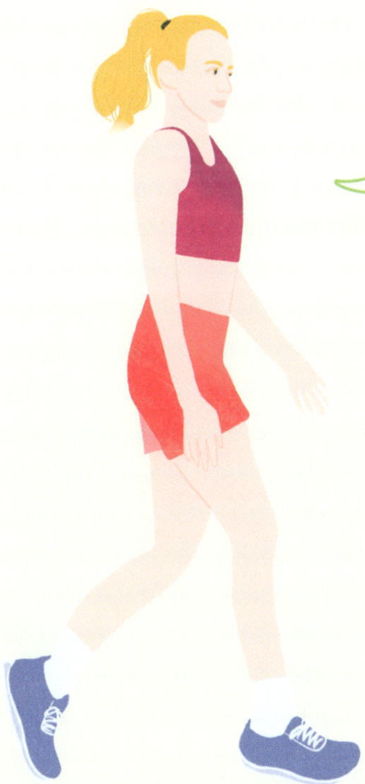

*Voici les règles de base pour acquérir un bon sommeil de récupération et s'octroyer des moments de repos dans la journée.*

# PRENDRE SOIN DE SON TEMPS OFF

*Comprendre la différence dans les diverses phases de repos.*

## BIEN DORMIR

Le sommeil est essentiel pour la régénération physique et mentale. Un sommeil de qualité permet aux muscles de se réparer, au cerveau de consolider la mémoire et aux hormones de réguler les processus corporels. Pour bien dormir, il est important de respecter des cycles de sommeil réguliers, de viser entre 7 et 9 heures par nuit, et d'avoir un environnement propice (chambre sombre, calme, température adéquate). Un bon sommeil améliore la performance, l'humeur et le temps de réaction, indispensables pour les sportifs comme pour les non-sportifs.

## BIEN SE REPOSER

Le repos est différent du sommeil, car il concerne les périodes d'inactivité ou de relaxation pendant la journée. Bien se reposer signifie permettre à son corps et son esprit de se détendre en dehors des phases de sommeil. Cela peut inclure des activités comme la méditation, la lecture, ou simplement s'allonger sans effort physique ou mental intense. Ce temps contribue à réduire le stress, à récupérer sur le plan psychologique entre des épisodes de travail ou d'entraînement, et à éviter l'épuisement mental.

## BIEN RÉCUPÉRER

La récupération comprend non seulement le sommeil et le repos, mais aussi les actions spécifiques visant à accélérer la régénération du corps après un effort physique. Bien récupérer revient à utiliser des techniques tels que l'hydratation, la nutrition adéquate, les étirements, le massage ou l'immersion dans de l'eau froide pour aider à réparer les muscles, diminuer les inflammations et améliorer les performances futures. Une bonne récupération est cruciale pour prévenir les blessures, maintenir l'endurance et permettre à l'athlète de continuer à progresser.

## LA RÉCUPÉRATION ACTIVE C'EST QUOI EXACTEMENT ?

On appelle la récupération active ou *active recovery* en anglais une période entre deux séances intensives d'activités de plus légère intensité. Plutôt que de se reposer complètement, effectuer une récupération active peut agir à deux niveaux.

- **Stimuler la circulation sanguine**, favorisant ainsi l'élimination des toxines et l'apport en nutriments.
- **Réduire la raideur musculaire**.

La récupération fait pleinement partie de l'entraînement, car elle participe à une meilleure gestion de notre corps.

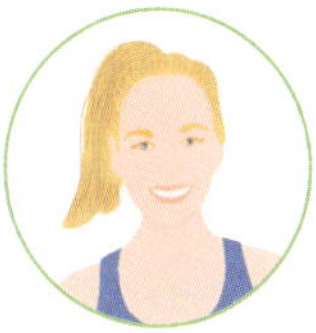

### Mon conseil

**Le jour suivant une séance intense, prévoyez une activité légère comme la marche, le vélo à vitesse modérée ou la natation. Des exercices d'étirement doux ou duyoga peuvent également être bénéfiques pour détendre les muscles.**

## L'IMPORTANCE D'UN BON SOMMEIL

Le sommeil (entre 7 et 9 h par nuit) est un moment clé pour la récupération. Durant la nuit, le corps répare les muscles endommagés par l'entraînement et reconstitue ses réserves d'énergie. Un sommeil de qualité est indispensable pour une bonne récupération, même si vous n'êtes pas un athlète professionnel ! Un manque de sommeil peut conduire à une fatigue chronique, augmenter le risque de blessure et diminuer les performances.

## Les bénéfices du sommeil sur l'organisme :

• **Un meilleur équilibre hormonal :** le sommeil régule la production d'hormones, comme le cortisol, et l'hormone de croissance, essentielles pour la gestion du stress et la récupération. Ces hormones favorisent aussi la réparation musculaire.

• **Une meilleure récupération musculaire :** la réparation et la régénération des fibres musculaires se font principalement pendant le sommeil profond. Ainsi, le manque de sommeil peut ralentir la récupération, augmenter le risque de blessure et affecter la performance future.

## Est-ce une bonne idée de courir la nuit ?

**Le calme à la nuit tombée peut nous donner envie de chausser nos baskets pour une virée nocturne.**

### Les avantages de cette pratique nocturne

> **Les températures sont plus fraîches :** c'est donc un avantage en été (et un inconvénient en hiver). En effet, quand la chaleur est susceptible d'être intense pendant la journée, courir la nuit permet ainsi d'éviter les coups de chaud.

> **Il y a moins de circulation :** la baisse de fréquentation des routes peut rendre la course plus agréable et moins stressante.

> **L'ambiance est différente :** courir la nuit offre une atmosphère unique, avec des lumières, des sons nocturnes et une tranquillité que l'on ne trouve pas durant la journée.

> **Une meilleure gestion du temps :** pour toutes les personnes qui ont des horaires chargés, courir la nuit représente une excellente façon d'intégrer l'exercice dans une journée bien remplie.

### Les inconvénients de cette pratique nocturne

> **La question de la sécurité :** le risque d'accident augmente, surtout dans des zones sombres. Choisir des parcours sûrs et bien éclairés est vital.

> **La problématique de la visibilité :** vous devez être visible pour les automobilistes et les cyclistes en portant notamment des vêtements réfléchissants et une lampe frontale.

> **Le risque de fatigue :** courir tard dans la nuit peut perturber votre sommeil, surtout si vous devez vous lever tôt le lendemain…

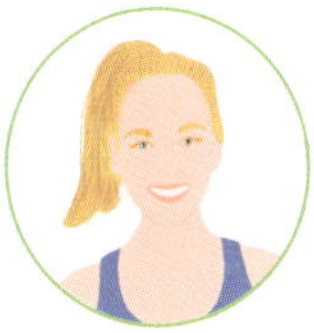

## Mes conseils

**Sommeil**
Trouver une routine de coucher régulière, en évitant les écrans juste avant d'aller au lit pour améliorer la qualité de votre sommeil. Par exemple, je prends toujours le temps de lire quelques pages d'un livre avant de dormir. Cette activité m'aide à me détendre, à éloigner le stress de la journée et à préparer mon esprit au sommeil.

**Sorties nocturnes**
Si vous êtes tenté par les sorties nocturnes, empruntez des itinéraires que vous connaissez bien. En plus des vêtements réfléchissants, utilisez des lumières et pensez aussi à vous munir d'une lampe de poche en cas de besoin.

Courir la nuit va en outre vous demander de rester alerte et de bien écouter l'environnement, les bruits et les mouvements aux alentours, je vous déconseille de courir avec un casque (musique ou podcast). Dans la mesure du possible, courez à plusieurs, avec un partenaire ou un groupe de course nocturne.

## QUE FAIRE SI VOUS AVEZ MAL DORMI AVANT UN RUN ?

Si c'est une compète, pas d'autre choix que d'y aller ! En revanche, si c'est une séance d'entraînement, deux possibilités : soit vous êtes vraiment épuisé par votre nuit blanche, auquel cas, vous feriez bien de la décaler – surtout si vous avez enchaîné plusieurs nuits agitées – soit vous pensez pouvoir tenir, et vous maintenez la sortie ! Il faut savoir s'écouter. Au besoin, vous pouvez adapter la séance en fonction de votre niveau de fatigue.

## COMMENT FAIRE LA DIFFÉRENCE ENTRE TROP ET PAS ASSEZ S'ÉCOUTER ?

La limite entre trop s'écouter (et chercher des excuses pour ne pas courir) et ne pas assez s'écouter (et donc risquer la blessure) est ténue. Pas facile d'être objectif avec soi. J'ai une technique imparable pour trouver le juste milieu entre les deux. Sauf si notre état de fatigue nous en empêche, je conseille de sortir courir un peu et de faire le point au bout de dix minutes d'effort. Vous pouvez alors vous poser la question : « Je viens de tenir dix minutes, comment je me sens ? » C'est l'astuce du « stop ou encore ». Si vous décidez de continuer, au bout de dix autres minutes, posez-vous de nouveau la même question et ainsi de suite... Si pendant cet état des lieux, on ne se sent pas bien, on peut évidemment ralentir la cadence, raccourcir la sortie ou stopper le run.

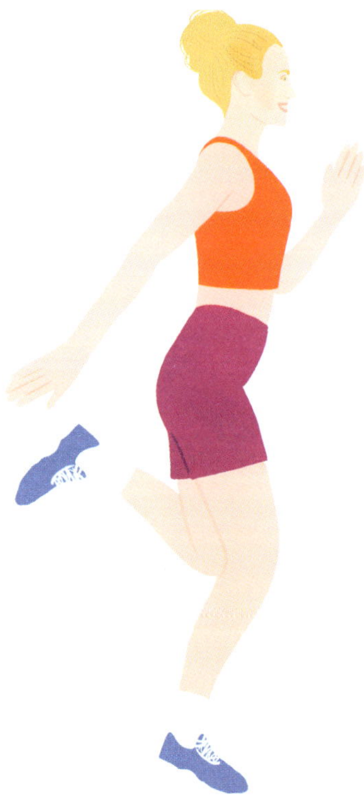

# BIEN S'HYDRATER

## À QUOI SERT L'HYDRATATION ?

**J'ai envie de dire « pas de running sans hydratation ! ». C'est en effet un élément essentiel lors de ce sport. Bien s'hydrater, pendant et après la course permet de rééquilibrer les pertes en eau du corps (à travers la sudation).**

Une bonne hydratation contribue ainsi à plusieurs choses.

- **Rééquilibrer les niveaux d'électrolytes.** Ces minéraux sont fondamentaux pour le bon fonctionnement du corps humain. Ils jouent un rôle crucial dans l'hydratation, la transmission nerveuse, la contraction musculaire et l'équilibre acido-basique. Il est important de conserver un équilibre adéquat d'électrolytes, en particulier lors d'activités physiques intenses ou par temps chaud.
- **Favoriser la circulation sanguine** et l'élimination des déchets métaboliques provoqués par l'exercice physique.
- **Prévenir les crampes musculaires** et les risques de blessures.
- **Accélérer la récupération.**

Pour un sportif en général, et les coureurs notamment, l'hydratation est essentielle à la fois dans le maintien de la performance et l'amélioration de la récupération.

**Régulation de la température corporelle :** l'eau aide à réguler la température pendant l'effort. Une bonne hydratation permet une transpiration efficace, cruciale pour éviter la surchauffe.

**Prévention de la fatigue :** la déshydratation peut entraîner une baisse de l'énergie, augmentant la fatigue et réduisant l'endurance. Des études montrent qu'une perte de plus de 2 % du poids corporel due à la déshydratation peut nuire aux performances sportives.

**Récupération musculaire :** l'eau participe au transport des nutriments essentiels vers les muscles et à l'élimination des déchets métaboliques. Une bonne hydratation favorise également la synthèse des protéines, capitale pour la réparation musculaire.

**Réduction des douleurs musculaires :** une bonne hydratation peut contribuer à diminuer l'intensité des douleurs musculaires après un effort.

## L'HYDRATATION C'EST PENDANT, MAIS AUSSI AVANT ET APRÈS !

**Il est important de s'hydrater régulièrement avant la course ou l'entraînement afin de contenir l'élévation de la température du corps pendant l'effort et d'être au mieux de sa forme physique. Pendant le run, la perte en eau (liée à l'effort) est plus conséquente, il est donc recommandé de compenser en s'hydratant et en continuant à le faire après l'effort.**

**Avant l'effort :** un coureur bien hydraté commence sa course avec des réserves suffisantes en eau.
**Pendant l'effort :** une bonne hydratation permet d'éviter les crampes et de maintenir la performance.
**Après l'effort** : elle aide à la récupération et à la réhydratation des cellules musculaires.

## COMPRENDRE CE QUE SONT LES ÉLECTROLYTES

**Pour les entraînements intensifs ou les courses longues, des boissons isotoniques peuvent être bénéfiques pour reconstituer les électrolytes perdus. Les électrolytes sont des minéraux dans le corps qui portent une charge électrique.**

- **Sodium :** il est essentiel pour l'équilibre hydrique et la fonction musculaire.
- **Potassium :** il concourt à la contraction musculaire et à la régulation de la pression sanguine.
- **Calcium :** il est important pour la contraction musculaire et la santé osseuse.
- **Magnésium :** il joue un rôle dans la fonction musculaire, la récupération et la production d'énergie.

### Identifier vos besoins

- **Durée et intensité de l'exercice :** pour des activités de moins de 60 minutes, l'eau peut suffire. Pour des séances plus longues ou intenses, envisagez des boissons ou des suppléments contenant des électrolytes.

• **Conditions climatiques :** par temps chaud ou humide, vous perdez plus de sodium par la sueur, donc un apport supplémentaire peut être nécessaire.

### Lire les étiquettes

• **Composition :** vérifiez les types et les quantités d'électrolytes présents. Une bonne boisson électrolyte devrait contenir un équilibre de sodium, potassium, et éventuellement de calcium et de magnésium.

• **Teneur en sucre :** choisissez des options avec peu ou pas de sucre, surtout si vous cherchez à contrôler votre apport calorique.

• **Additifs et conservateurs :** évitez les produits contenant des colorants artificiels, des arômes ou d'autres additifs indésirables.

### Choisir le bon format

• **Boissons pour sportifs :** elles sont idéales pour une hydratation rapide. Assurez-vous qu'elles contiennent un bon équilibre d'électrolytes.

• **Poudres ou comprimés :** faciles à transporter, ces galéniques peuvent être ajoutées à de l'eau et vous permettent de contrôler la quantité consommée.

• **Aliments riches en électrolytes :** pensez à intégrer des aliments comme les bananes (potassium), les produits laitiers (calcium), ou les noix et graines (magnésium) dans votre alimentation.

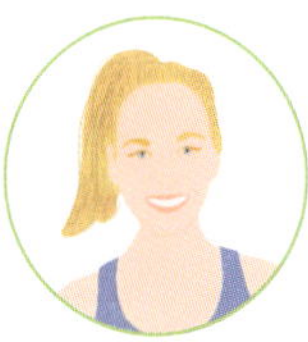

*Mon conseil*

**Notez comment vous vous sentez après avoir ingéré des électrolytes.** Des crampes, de la fatigue ou des maux de tête peuvent indiquer un déséquilibre électrolytique. Ce qui fonctionne pour une personne ne convient pas forcément à une autre. Essayez différents produits et formats pour voir ce qui vous correspond le mieux.

# BIEN SE NOURRIR POST-COURSE

*Les muscles sollicités pendant la course ont besoin de nutriments pour se reconstruire. La consommation d'aliments riches en glucides est indispensable pour restaurer les réserves de glycogène, en protéines pour la réparation et la croissance musculaire, et en antioxydants pour réduire l'inflammation et favoriser la récupération. Voici quelques exemples de recettes post-course.*

## BOL DE QUINOA AVEC POULET ET LÉGUMES

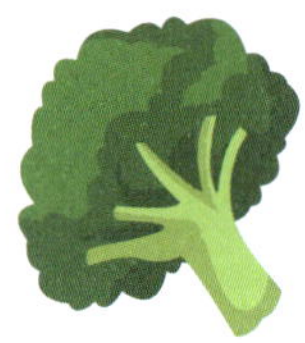

### La liste des ingrédients

- Quinoa cuit
- Blanc de poulet grillé ou rôti
- Brocolis ou épinards cuits à la vapeur
- Carottes râpées
- Avocat en tranches
- Sauce soja ou vinaigrette à base d'huile d'olive et citron

### Les bénéfices

Le quinoa apporte des glucides complexes et des protéines, tandis que les légumes fournissent des vitamines et des minéraux. Le poulet est une bonne source de protéines pour la réparation musculaire.

## SMOOTHIE PROTÉINÉ AUX FRUITS

### La liste des ingrédients

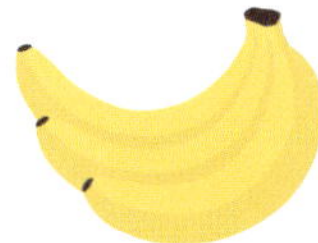

- 1 banane
- 1 tasse de lait (ou lait d'amande ou de soja)
- 1 scoop de protéines en poudre (whey, végétale, etc.)
- 1 cuillère à soupe de beurre d'amande ou de cacahuètes
- Des glaçons

### Les bénéfices

Rapide à préparer et riche en protéines, cette boisson apporte aussi des glucides et de bonnes graisses, c'est parfait pour la récupération !

## OMELETTE AUX LÉGUMES AVEC PAIN COMPLET

### La liste des ingrédients

- 2-3 œufs
- Épinards, tomates, poivrons, oignons (au choix)
- 1 tranche de pain complet
- Fromage (optionnel)

### Les bénéfices

Les œufs sont une excellente source de protéines et de graisses saines, et les légumes ajoutent des fibres et des antioxydants.

## PÂTES COMPLÈTES AVEC SAUCE TOMATE ET LENTILLES

### La liste des ingrédients

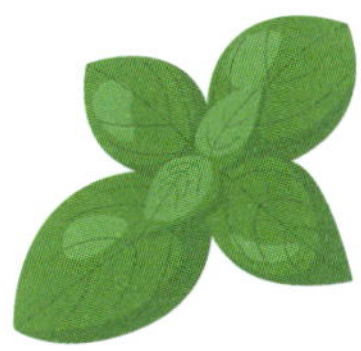

- Pâtes complètes cuites
- Sauce tomate maison (avec ail, oignon et herbes)
- Lentilles cuites (ou pois chiches)
- Parmesan ou fromage râpé (optionnel)
- Basilic frais pour garnir

### Les bénéfices

Les pâtes complètes apportent des glucides, tandis que les lentilles offrent des protéines et des fibres.

## YAOURT GREC AVEC FRUITS ET NOIX

### La liste des ingrédients

- 1 tasse de yaourt grec
- Fruits frais (baies, banane, ou pomme)
- Une petite poignée de noix (amandes, noix de pécan)
- Un peu de miel ou de sirop d'érable (optionnel)

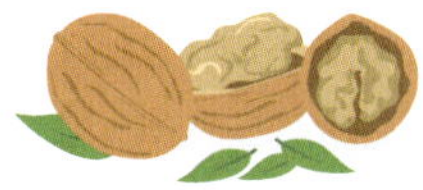

### Les bénéfices

Le yaourt grec est naturellement riche en protéines, tandis que les fruits apportent des glucides et des antioxydants. Les noix ajoutent des graisses saines.

## WRAP AU THON ET LÉGUMES

### La liste des ingrédients

- Tortilla de blé complet
- Thon en conserve (dans l'eau)
- Avocat écrasé
- Laitue, tomates et concombres
- Vinaigrette légère ou yaourt nature comme sauce

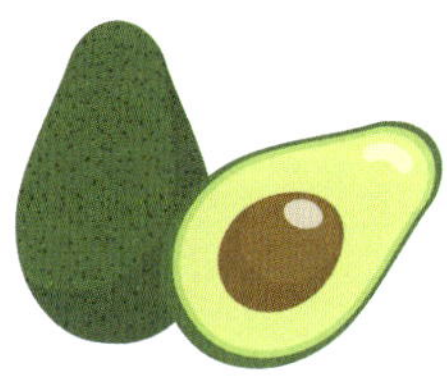

### Les bénéfices

Facile à préparer, ce wrap combine protéines, glucides, et légumes frais pour un repas équilibré.

# Comment prévenir et gérer les blessures ?

**Avant d'aller plus loin, je tiens à rappeler que tous les coureurs ont eu ou auront une blessure un jour. Manque d'échauffement, dépassement des limites, fatigue, faux mouvement, mais aussi stress du quotidien, mauvaise nuit... les raisons sont très variées. D'ailleurs, même si le coureur fait tout particulièrement bien, il peut pareillement subir une blessure.**

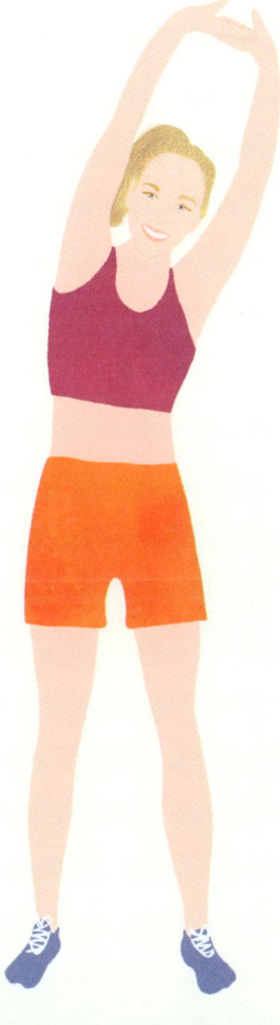

*Le corps s'adapte à tous les entraînements, à tous les efforts qu'on lui demande, mais parfois, cet apprentissage passe par l'étape de la blessure.*

# L'IMPORTANCE DE LA PRÉVENTION

*Il est primordial de toujours y aller progressivement et de prendre le temps de bien s'échauffer.*

## L'ÉCHAUFFEMENT, L'ACTE ESSENTIEL

**Ne commencez pas à courir sans avoir fait un peu de marche ou prévu quelques exercices essentiels en début d'entraînement ou de sortie afin de ne pas vous blesser. En voici quelques-uns pour vous inspirer.**

### 1. Marche ou jogging léger (5 à 10 minutes)

• **Objectif :** augmenter petit à petit la fréquence cardiaque et la température corporelle.

> Commencez par marcher rapidement ou jogger lentement pour préparer vos muscles à l'effort.

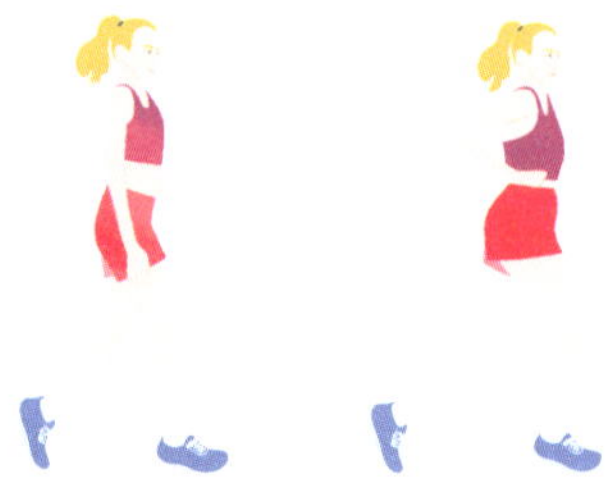

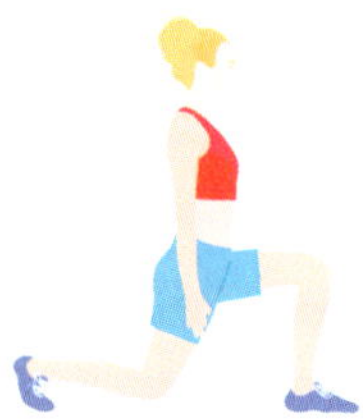

### 2. Fentes dynamiques (10 répétitions à chaque jambe)

• **Objectif :** échauffer les muscles des jambes, des hanches et des fessiers.

> Avancez en faisant un pas en avant avec une jambe, en fléchissant les deux genoux à 90 degrés. Puis poussez sur le talon de la jambe avant pour revenir en position debout et alternez les jambes.

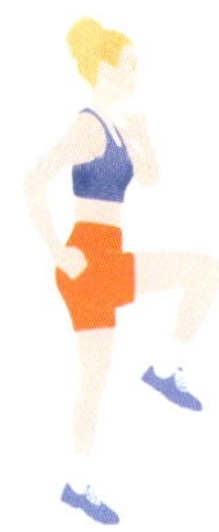

### 3. Montées de genoux (30 secondes)

• **Objectif :** échauffer les hanches, les quadriceps et les ischio-jambiers.

> En marchant ou en trottinant sur place, levez les genoux vers la poitrine, en alternant les jambes à un rythme dynamique.

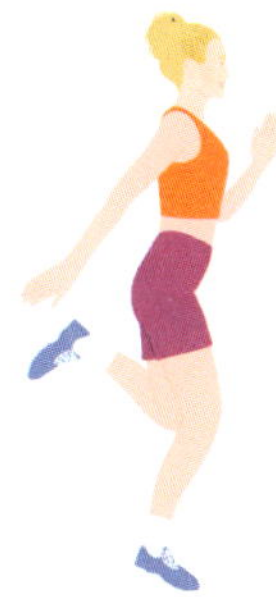

### 4. Talons-fesses (30 secondes)

• **Objectif :** échauffer les muscles des jambes et améliorer la flexibilité des quadriceps.

> En marchant ou en trottinant sur place, ramenez vos talons vers vos fesses en alternant les jambes.

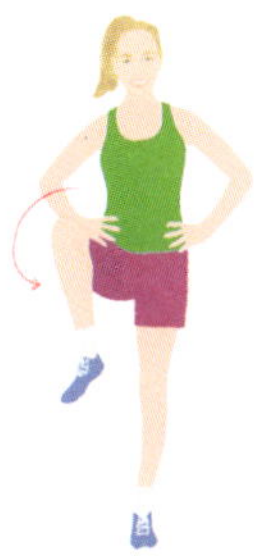

### 5. Rotations des hanches (10 rotations de chaque côté)

• **Objectif :** mobiliser les articulations de la hanche et améliorer la mobilité.

> En position debout, levez une jambe et faites des cercles avec votre genou, en gardant le reste du corps stable.

### 6. Étirements dynamiques des jambes (10 répétitions de chaque côté)

• **Objectif :** étirer les muscles des jambes tout en les maintenant actifs.

> En position debout, balancez une jambe d'avant en arrière.

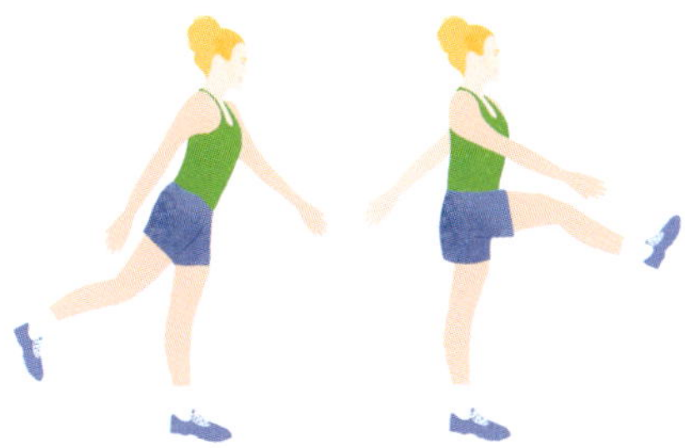

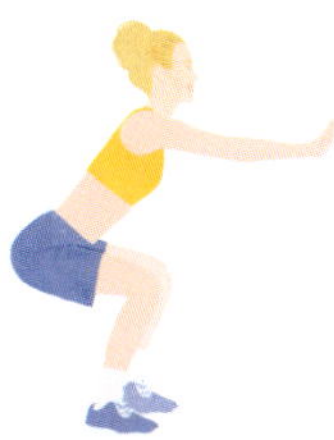

### 7. Squats dynamiques (10 fois)

• **Objectif :** échauffer les jambes, les hanches et les fessiers.

> Faites un squat en descendant les hanches vers le bas tout en gardant le dos droit, puis revenez en position debout.

### 8. Accroupissements avec rotation du tronc (5 rotations de chaque côté)

• **Objectif :** mobiliser le tronc et les hanches.

> En position accroupie, placez vos mains sur le sol, puis tournez le torse vers la droite, puis vers la gauche pour étirer les muscles du dos et des hanches.

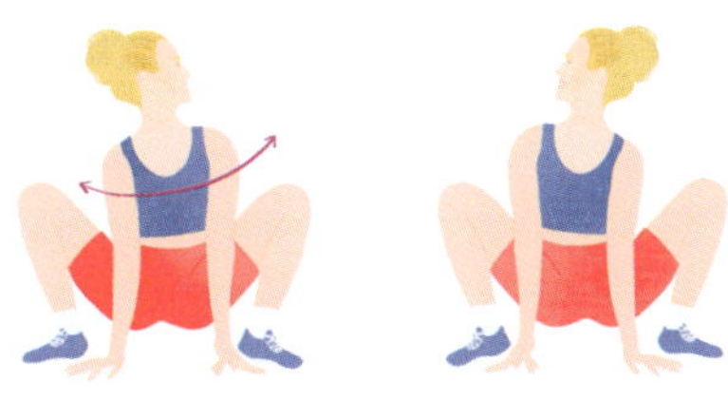

### 9. Étirement du dos (10 secondes de chaque côté)

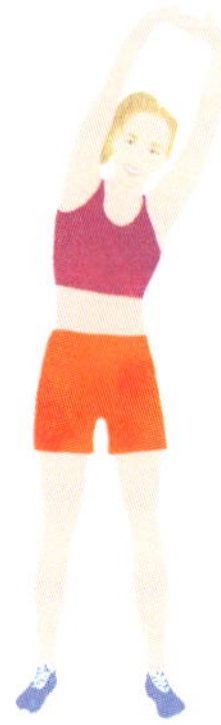

- **Objectif :** échauffer la colonne vertébrale et les muscles du dos.

> En position debout, levez les bras au-dessus de votre tête et penchez-vous lentement sur le côté, en alternant de gauche à droite pour étirer les flancs.

## L'EAU, L'ALLIÉE DES COUREURS CONTRE LES BLESSURES

**En plus des fonctions essentielles dans la performance et la récupération (voir page 129), l'hydratation joue un rôle majeur dans la prévention des blessures. En effet, l'eau contribue à maintenir la lubrification des articulations, réduisant ainsi le risque de se blesser. Une bonne hydratation aide à prévenir les crampes musculaires et les blessures liées à des tendons et muscles tendus.**

### Quels sont les signes de déshydratation qui doivent vous alerter ?

- Soif excessive
- Urine foncée ou rare
- Fatigue ou sensation de faiblesse
- Maux de tête
- Étourdissements

### Comment bien s'hydrater ?

- **En général, il est recommandé de boire approximativement 2 à 3 litres d'eau par jour.** Pour les coureurs, cela peut varier en fonction de l'intensité de l'entraînement et des conditions climatiques.

- **Hydratation avant l'effort :** il est conseillé de boire environ 500 ml d'eau 1 à 2 heures avant de courir pour garantir une bonne hydratation au moment du départ.

- **Hydratation pendant l'effort :** pour les courses de moins d'une heure, l'eau est généralement suffisante. Pour des sessions plus longues, envisagez une boisson contenant des électrolytes (voir page 130).

- **Hydratation après l'effort :** après la course, se réhydrater est essentiel. Buvez au moins 500 ml d'eau ou une boisson pour sportifs afin de compenser les pertes de fluides.

## Quelles boissons choisir ?

- **De l'eau :** c'est la meilleure option pour une hydratation quotidienne et pendant les courses courtes.

- **Des boissons pour sportifs :** elles contiennent des électrolytes et des glucides, et sont donc utiles pour les courses de plus de 60 minutes ou dans des conditions chaudes.

- **Des boissons riches en électrolytes** : elles favorisent la récupération et aident à remplacer les minéraux perdus par la sueur.

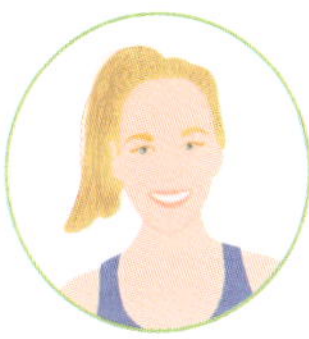

### *Mes conseils pour boire suffisamment d'eau*

**Établir une routine :** faites de l'hydratation une habitude. Apportez une bouteille d'eau lors de vos courses ou entraînements.

**Utiliser une application :** certaines applications de suivi de la santé peuvent vous rappeler de boire de l'eau tout au long de la journée.

**Surveiller la couleur de l'urine :** une urine claire ou légèrement jaune indique une bonne hydratation, tandis qu'une urine foncée peut signaler une déshydratation.

## LES PROTÉINES, MACRONUTRIMENTS ESSENTIELS

**Les protéines sont des macronutriments essentiels, constitués d'acides aminés, qui jouent un rôle clé dans de nombreuses fonctions corporelles.**

- **La construction et la réparation des muscles :** les protéines sont nécessaires pour la synthèse et la réparation des tissus musculaires, surtout après un exercice physique intense.
- **La production d'enzymes et d'hormones :** les protéines sont impliquées dans la production d'enzymes qui facilitent les réactions chimiques dans le corps, ainsi que dans la création d'hormones qui régulent divers processus physiologiques.
- **Le soutien du système immunitaire :** les anticorps, qui protègent l'organisme contre les infections, sont également des protéines.
- **Le transport des nutriments :** certaines protéines aident à transporter les nutriments et l'oxygène dans le sang.

### Quels sont nos besoins en protéines ?

Les recommandations varient selon les besoins individuels, mais une consommation de 1,2 à 2 g de protéines par kilogramme de poids corporel est souvent indiquée pour les athlètes ou ceux qui s'entraînent régulièrement. Pour une personne sédentaire, la recommandation est généralement d'environ 0,8 g par kilogramme.

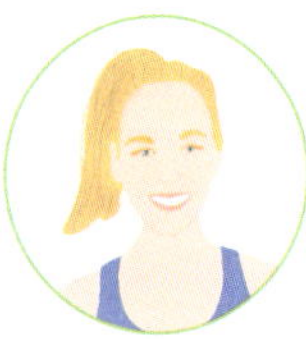

*Mon conseil*

**Consommer des protéines avant et après l'entraînement** peut maximiser la récupération et la synthèse musculaire. Il est souvent conseillé de prendre une source de protéines dans les 30 minutes à 2 heures après l'entraînement pour favoriser la réparation musculaire.

### Quelles sont les sources de protéines ?

Il existe plusieurs sources de protéines, tant animales que végétales :

• **Sources animales**

> **Viande maigre :** poulet, dinde, bœuf maigre, porc.
> **Poisson et fruits de mer :** saumon, thon, crevettes, également riches en acides gras oméga 3.
> **Produits laitiers :** lait, yaourt, fromage, qui contiennent aussi du calcium.
> **Œufs :** une excellente source de protéines et de nutriments.

• **Sources végétales**

> **Légumineuses :** lentilles, pois chiches, haricots noirs, qui sont par ailleurs riches en fibres.
> **Noix et graines :** amandes, noix, graines de chia, qui apportent en outre des graisses saines.
> **Produits à base de soja :** tofu, tempeh, edamame, riches en protéines et en nutriments.
> **Céréales complètes :** quinoa, riz brun, qui contiennent des protéines et des glucides complexes.

Pour optimiser la qualité des protéines, il peut être utile de combiner différentes sources. Par exemple, en associant des légumineuses (riches en lysine) avec des céréales (riches en méthionine), comme des haricots avec du riz, pour obtenir un profil complet d'acides aminés.

### Quels sont les compléments protéiques ?

Dans certains cas, il peut être intéressant d'utiliser des compléments protéiques (poudres, barres) pour atteindre vos objectifs quotidiens en protéines. Cependant, privilégiez toujours les sources alimentaires entières lorsque cela est possible.

## LES GLUCIDES, LE CARBURANT DU SPORTIF

### Pourquoi les glucides sont-ils importants pour les coureurs ?

J'entends souvent qu'il ne faut pas manger de glucides le soir, mais c'est faux. Cela facilite une bonne récupération et la constitution de stocks de glucides. À défaut, l'organisme va puiser dans les graisses. Ce processus est appelé lipolyse. Il est moins rapide et efficace que la consommation du glycogène, bien que le corps puisse utiliser les graisses pour produire de l'énergie. Ainsi, la performance physique peut diminuer.

## À quoi servent les glucides ?

Les glucides sont la principale source d'énergie pour le corps pendant l'exercice. Lorsqu'ils sont ingérés, les glucides se décomposent en glucose, qui est ensuite stocké sous forme de glycogène dans les muscles et le foie. Ce glycogène est utilisé comme énergie pendant l'activité physique. Une consommation adéquate de glucides permet de maintenir des niveaux d'énergie élevés, particulièrement lors d'efforts prolongés ou intenses, tels que la course de longue distance.

Les coureurs qui absorbent suffisamment de glucides peuvent retarder l'apparition de la fatigue, et ainsi courir plus longtemps et à un rythme plus soutenu. En fournissant une source d'énergie, les glucides aident à préserver les protéines, qui sont nécessaires pour la réparation musculaire et d'autres fonctions corporelles.

## Quels sont les différents types de glucides ?

Il en existe deux types : les glucides simples et les glucides complexes.

- **Les glucides simples :** ce sont des glucides à chaîne courte qui se digèrent vite et offrent une énergie rapide. On les trouve dans les fruits (fructose), le miel, les produits laitiers (lactose), les bonbons et les sodas.

- **Les glucides complexes :** ce sont des glucides à chaîne longue qui se digèrent plus lentement et apportent une énergie durable. On les trouve dans les céréales complètes (pain complet, riz brun, quinoa), les légumes, les légumineuses (haricots, lentilles), les pâtes complètes.

## Quand consommer des glucides ?

### Avant la course

- **En repas de pré-course :** il est recommandé de consommer un repas riche en glucides (avec modération de protéines et de graisses) environ 3 à 4 heures avant une course ou un entraînement. Par exemple, des pâtes avec une sauce légère, du riz avec des légumes, ou un smoothie aux fruits.

- **En collations rapides :** juste avant la course (30 à 60 minutes avant), des glucides simples peuvent être utiles pour un coup de boost d'énergie rapide, comme une banane ou une barre énergétique.

### Pendant la course

- **En en-cas :** pour les courses de plus d'une heure, il est conseillé de consommer des glucides pendant l'effort, comme des gels énergétiques, des barres ou des boissons pour sportifs, pour maintenir le niveau d'énergie.

### Après la course

- **En récupération :** après l'exercice, reconstituer les réserves de glycogène s'avère crucial. Un repas riche en glucides, combiné à une source de protéines, dans les 30 minutes suivant l'entraînement est idéal. Par exemple, un smoothie avec des fruits et du yaourt, ou un bol de riz avec des légumes et du poulet.

## Quelle quantité de glucides consommer ?

Les besoins en glucides varient en fonction de l'intensité et de la durée de l'entraînement.

- **Entraînement léger :** 3 à 5 g de glucides par kilogramme de poids corporel par jour.
- **Entraînement modéré :** 5 à 7 g de glucides par kilogramme de poids corporel par jour.
- **Entraînement intensif ou marathon :** 7 à 10 g de glucides par kilogramme de poids corporel par jour.

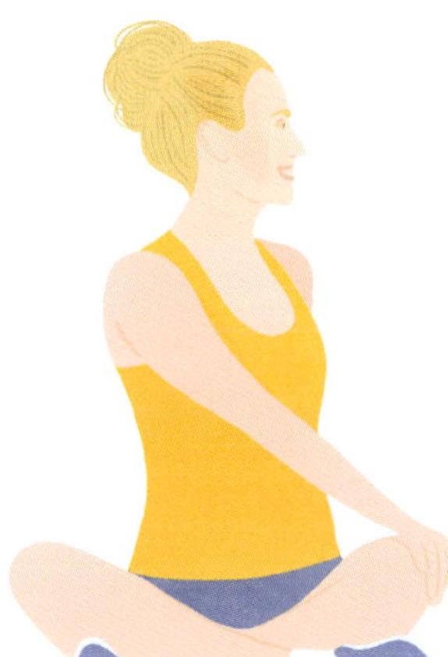

# LES DIFFÉRENTS TYPES DE BLESSURES

*Il faut savoir distinguer blessures et douleurs.
Une douleur ne devient pas forcément une blessure !
En revanche, si le lendemain de la sortie de run la douleur
est toujours là au repos, on peut en effet suspecter une blessure.
La douleur liée à l'effort physique s'atténue
quelques jours après l'entraînement.*

## OÙ SE SITUENT LES BLESSURES LES PLUS FRÉQUENTES ?

### Sur la voûte plantaire

Elle est souvent sujette aux douleurs, surtout les lendemains de course ! Cette fasciite plantaire est une douleur vive qui lance au niveau du talon et de la voûte plantaire.

**La solution express :** masser avec une balle de tennis.

### Au niveau du tibia

Le coureur contracte fréquemment des périostites.

**La solution express :** renforcer les mollets par des exercices spécifiques.

### Sur le genou

Il développe couramment le syndrome de l'essuie-glace, une douleur particulière de la face externe du genou.

**La solution express :** renforcer toute la chaîne postérieure avec des exercices spécifiques de renforcement des quadriceps, des ischio-jambiers, des fessiers et des muscles situés autour des hanches.

### La fracture de fatigue

C'est une lésion osseuse provoquée par une sollicitation répétée et excessive, sur une longue période, suivie de contraintes mécaniques (comme des pressions répétées) supérieures à la résistance de l'os.

**La solution express :** dans le cas d'une fissure de l'os, même minime, un arrêt au strict minimum de six semaines s'impose. Seul un long repos complet permettra de s'en remettre.
Bon à savoir : en course, les déchirures arrivent plus rarement que dans d'autres sports, sauf si on s'est mal échauffé.

*À retenir*

**Une sensation douloureuse qui persiste après la course, voire le lendemain ou le surlendemain, qui a même tendance à s'intensifier avec les runs, demande toute votre attention !**

## QUAND ARRÊTER DE COURIR ?

À moins que la douleur ne soit vraiment insupportable et que la foulée s'en trouve modifiée pendant la course, on déconseille d'arrêter de courir. Le corps peut s'adapter à cette gêne. D'ailleurs, même dans les cas de tendinites du genou (la tendinopathie patellaire) ou du tendon d'Achille, deux tendinites très fréquentes chez les coureurs, on recommande souvent de courir dessus, moins vite, moins longtemps, afin de laisser le temps au corps de s'habituer. Pour faire la différence entre une douleur et une blessure, les médecins disent en général qu'on ne doit pas avoir plus mal que la veille le lendemain matin. Par contre, si la gêne est égale ou inférieure, on peut continuer de courir.

Ainsi, rares sont les blessures qui nécessitent un arrêt complet. Voilà pourquoi on parle de gérer les blessures afin de diminuer la sensation de douleur. En effet, en cas d'arrêt, la perte en masse musculaire peut vite être importante, et notre corps risque aussi de se déshabituer du rythme et des fréquences des sorties. Il est donc préférable de reprendre à un niveau inférieur, avec un temps de sortie plus court, un rythme moins soutenu, une vitesse et une foulée plus lentes, plutôt que de stopper.

## LA DÉLICATE PHASE DE L'ACCEPTATION

**En cas de blessure, on peut traverser plusieurs périodes : le déni, la souffrance, le sentiment de perte (de repères, de sens, etc.).**

De mon expérience, je suis en mesure d'affirmer aujourd'hui que la première chose à faire est d'accepter la blessure. Cette reconnaissance de la blessure permet d'accueillir l'idée que c'est temporaire, que tout le monde passe par là, que c'est seulement une phase... La blessure fait entièrement partie de la vie d'un athlète. Et c'est en travaillant sur nos risques de blessures qu'on devient plus fort. La blessure est aussi un moyen pour notre corps de communiquer avec nous : à cet endroit-là, tu as une faiblesse, je te laisse l'opportunité de la travailler et de revenir encore meilleur. Même si ce n'est pas du tout facile à envisager, arriver à trouver du positif dans la blessure est impératif...

Accepter c'est en outre se persuader et se dire qu'il y a un avant, mais surtout un après ! Ce travail psychologique permet de prendre les bonnes décisions pour soi. En cas de déni, par exemple, la blessure peut finalement s'aggraver.

## SE FIXER DE NOUVEAUX OBJECTIFS

Sportif un jour, sportif toujours ! Ce qui m'a aidée pendant ma période d'arrêt, c'est de me fixer de nouveaux objectifs et d'envisager la blessure comme un défi à relever. Par exemple, quand j'ai cessé de courir, je me suis donné pour objectif de pouvoir tenir 15 minutes de footing sans douleur à ma reprise. Cette perspective me permettait de garder le cap du repos. Je me préparais ainsi psychologiquement à tout mettre en œuvre pour réussir ce challenge de 15 minutes : bien suivre mes séances de kiné, respecter les phases de repos, etc. Bien sûr, cela n'avait rien à voir avec mes objectifs d'avant course. Mais, dans ces moments de vie, regarder en arrière (ce qu'on a été) est inutile, mieux vaut se concentrer sur l'après (ce que l'on va de nouveau pouvoir faire).

« Dans la mesure
du possible, on continue
à sortir, sauf si la douleur
est vraiment
insupportable, auquel
cas on doit arrêter. »

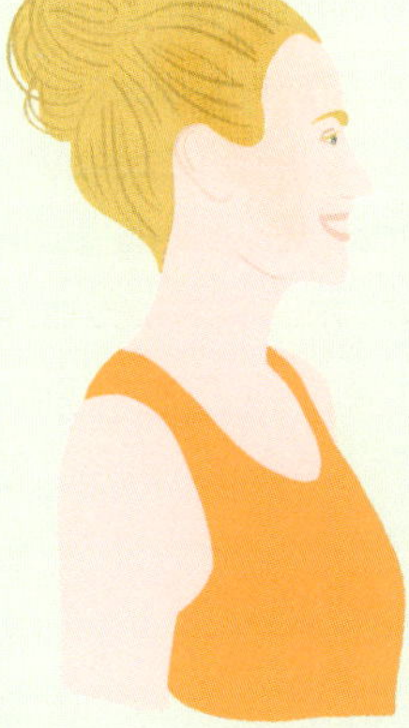

# Zoom sur les cas particuliers

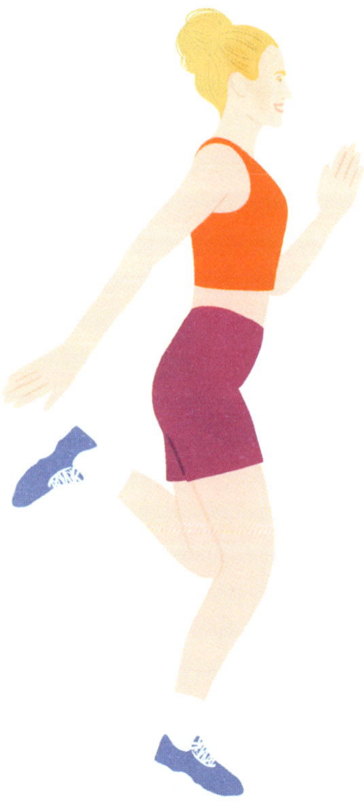

*Comment faire avec mes p'tits bouts ?*

## J'AI DES ENFANTS EN BAS ÂGE, PEU DE TEMPS POUR MOI

Le mieux est de courir de manière décalée, tôt le matin ou tard le soir, afin de ne pas impacter la vie de famille. Quant à la récupération, on profite du temps de sieste des tout-petits pour se poser aussi, même une vingtaine de minutes pour récupérer, surtout si vos nuits sont hachées.

## JE VIENS DE FAIRE UN BURN-OUT

Reprendre le sport après un burn-out professionnel ou sportif peut être un processus délicat et nécessite une approche progressive et bienveillante.

### 1. S'accorder du temps

Le temps est la clé pour se rétablir. Ne vous mettez pas la pression pour revenir à votre niveau précédent rapidement. Restez attentif aux signaux de fatigue ou de stress et respectez bien vos limites. Il ne faut pas hésiter à ralentir si nécessaire.

### 2. Consulter des professionnels

Si vous ressentez les effets persistants du burn-out, n'ayez pas peur de consulter un professionnel de la santé. Un coach pourra aussi vous aider à établir un plan de reprise en considérant votre état physique et mental global.

### 3. Revenir en douceur

Commencez par des sessions d'entraînement courtes et peu intenses. Par exemple : de la marche, des étirements ou du yoga avant de reprendre la course ou d'autres activités plus soutenues. Pensez à établir des objectifs réalistes et mesurables (par exemple : marcher 20 minutes trois fois par semaine) et augmentez progressivement l'intensité.

### 4. Évaluer la motivation

Réfléchissez à ce qui vous motive vraiment à faire du sport. Cherchez à redéfinir vos objectifs en mettant l'accent sur le plaisir et la santé plutôt que sur la performance.

### 5. Rester vigilant sur l'état émotionnel

Écrire vos émotions et vos avancées peut être un bon outil thérapeutique. Cette méthode peut aider à suivre votre rétablissement et permettre de mieux visualiser vos progrès. La reprise peut être un chemin sinueux avec des hauts et des bas. Restez indulgent avec vous-même.

# Comment ne pas dépasser ses limites ?

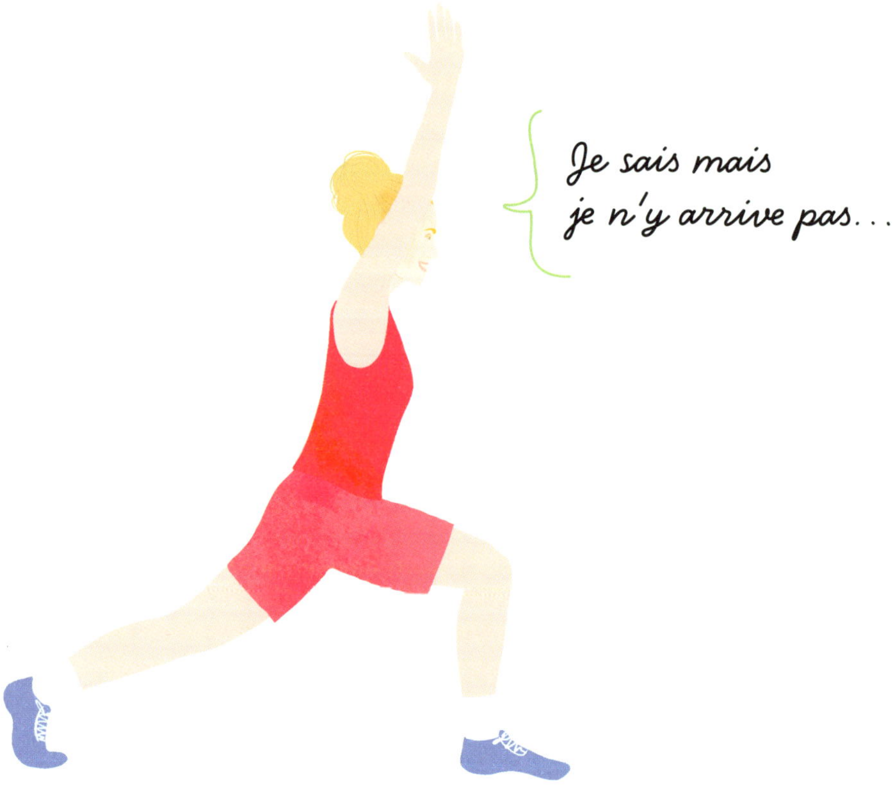

**Le meilleur conseil qu'on m'a donné, et que j'applique toujours, c'est de pratiquer ce que les pros appellent la périodisation de l'entraînement. C'est-à-dire la prévision de phases de récupération, aussi bien des moments de repos que de la récupération active, dans le plan d'entraînement. Par conséquent, cette partie essentielle pour la vie du coureur est vraiment intégrée. Cette insertion de phases plus douces est capitale pour permettre une régénération complète du corps et ainsi éviter d'accumuler la fatigue.**

## COMMENT FAIRE CONCRÈTEMENT ?

- Les cycles d'entraînement doivent obligatoirement inclure des semaines plus légères après des périodes d'efforts intenses.
- Votre planning doit aussi prévoir des semaines de récupération active toutes les trois à quatre semaines.
- Après une course ou un événement important, qui va mobiliser vos ressources physiques, prévoyez un temps de récupération plus long afin de faciliter la régénération complète du corps.

Après mon dernier marathon, à Berlin, j'étais sur un petit nuage, fière d'avoir atteint la ligne d'arrivée malgré la fatigue accumulée. Mais dès le lendemain, l'envie de retourner courir était déjà là. Je me sentais en forme et je pensais qu'une brève sortie ne ferait pas de mal. J'ai donc décidé de faire un footing, court et lent, en me disant que ce serait une bonne façon de relâcher les muscles. Cependant, dès les premières foulées, mes jambes étaient lourdes et la fatigue accumulée pointait. Mon imprudence m'a coûté une douleur persistante au genou pendant plusieurs semaines.

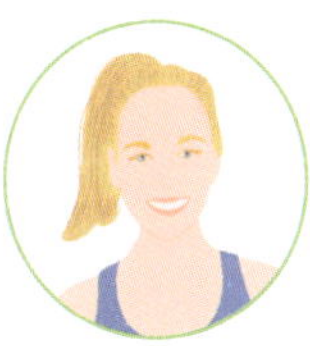

*Mon conseil*

**Accordez-vous au moins quelques jours de repos actif après un effort soutenu.** Optez pour des activités légères comme la marche, le yoga ou la natation, qui aideront à stimuler la circulation sanguine sans trop solliciter vos muscles.

# Mes outils pour récupérer

*La balle ou la roulette de massage ?*

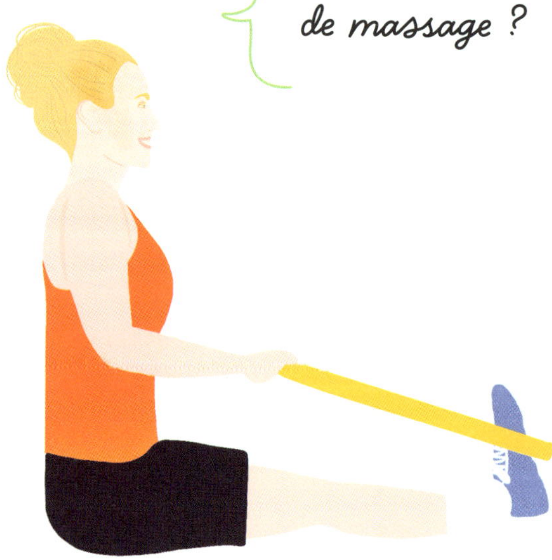

## LE BAUME DU TIGRE

**Un onguent apaisant à base d'ingrédients naturels comme le menthol et l'huile d'eucalyptus.**

Appliquez-le sur les muscles endoloris pour soulager la douleur et favoriser la circulation sanguine.

## LA BALLE DE MASSAGE

**Une petite balle conçue pour effectuer des massages ciblés.**

Utilisez-la pour relâcher les tensions dans les muscles en roulant la balle sur les zones douloureuses, notamment sous la voûte plantaire.

## ROULETTE DE MASSAGE

**Un outil à plusieurs rouleaux pour masser les muscles.**

Passez-la sur les muscles pour un massage relaxant et stimulant la circulation sanguine.

## LE ROULEAU DE MOUSSE

**Aussi appelé *foam roller*, ce tube en mousse dense est parfait en automassage.**

Roulez-le sur vous pour libérer les nœuds musculaires et améliorer votre flexibilité.

## LE TAPIS DE YOGA

**Un tapis confortable pour pratiquer des étirements ou du yoga.**

Utilisez-le lors des séances de récupération douce, comme les exercices de yoga ou les étirements, afin de favoriser la relaxation.

## L'ÉLECTROSTIMULATEUR

**Un appareil qui envoie des impulsions électriques aux muscles.**
Utilisez-le pour soulager la douleur, réduire les crampes et améliorer la circulation sanguine.

## LES CHAUSSETTES DE COMPRESSION

**Des chaussettes qui exercent une pression sur les jambes.**
Enfilez-les après l'entraînement pour aider à réduire le gonflement et améliorer la circulation sanguine.

## LA BANDE ÉLASTIQUE

**Une bande souple employée pour des exercices de renforcement et d'étirement.**
Utilisez-la pour des exercices légers de récupération afin de maintenir la souplesse et la force.

## LA BOUTEILLE D'EAU ISOTHERME

**Une gourde qui garde vos boissons froides ou chaudes.**
Restez hydraté pendant et après l'entraînement afin de favoriser la récupération.

# Mes astuces qui changent tout !

*L'eau riche en bicarbonate par exemple*

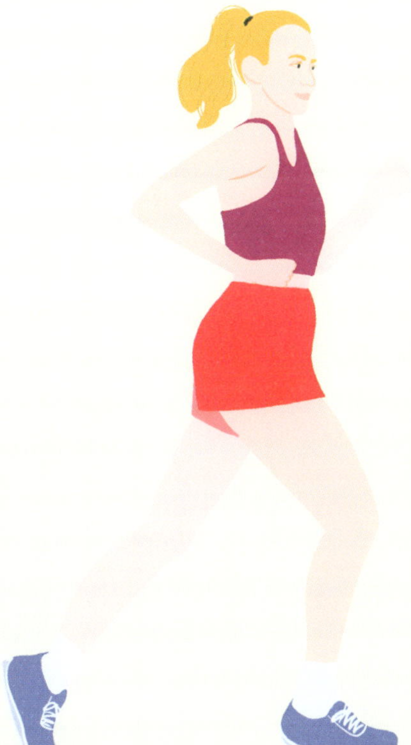

## LE FOOTING

Prévoir quelques minutes de footing lent en endurance fondamentale à la fin de chaque séance intense. Vous pouvez aussi marcher quelques minutes, mais c'est moins efficace. Le lendemain d'une grosse session, un petit footing accélère également la récupération.

| CRITÈRES | Footing lent en endurance fondamentale | Footing classique |
|---|---|---|
| **Intensité** | Très faible | Faible à modéré |
| **Fréquence cardiaque** | 60-70 % de la FC max | 70-80 % de la FC max |
| **Objectifs** | Amélioration de l'endurance aérobie, récupération active | Maintien de la condition physique, préparation aux courses |
| **Conversation** | Possible sans difficulté | Possible sans difficulté |
| | **Récupération** | **Endurance** |

## L'EAU RICHE EN BICARBONATE

Pas tout le temps, mais juste après l'effort (entraînement ou course), vous pouvez recharger votre organisme avec une eau contenant davantage de bicarbonate (comme St-Yorre). Cela va permettre de plus rapidement éliminer l'acidité musculaire liée à l'effort physique.

## LA POSITION « JAMBES EN L'AIR »

Allongez-vous sur le dos (sur le lit ou sur un tapis de sol) et posez vos jambes contre un mur pendant une dizaine de minutes. Cette position facilite le retour veineux. À faire en rentrant après le run ou juste avant d'aller vous coucher !

## LA GLACE

Après un effort intense, les muscles et les articulations peuvent être enflammés, surtout après une course de longue distance ou à une intensité élevée. La glace aide à limiter cette inflammation en ralentissant la circulation sanguine. On peut utiliser un sac de glaçons, une poche de glace réutilisable, ou même un sachet de légumes surgelés.

*Mise en garde*

**La glace est efficace immédiatement après l'effort ou dans les premières heures suivant l'entraînement, mais une utilisation excessive peut freiner la récupération. Il est important de laisser aussi la circulation sanguine faire son travail pour amener les nutriments nécessaires à la guérison.**

## LE CHAUD/FROID

Après le run, sous la douche, on n'hésite pas à alterner les températures : jet d'eau chaude – jet d'eau froide afin de favoriser la circulation sanguine et donc la récupération musculaire. Si vous avez une baignoire, vous pouvez aussi prendre un bain froid pour réduire l'inflammation et les microtraumatismes musculaires, et accélérer la récupération après des efforts intenses. Vous pouvez, par exemple, plongez les jambes dans de l'eau froide pendant 10 à 15 minutes, après un effort important (comme une compétition ou une longue séance).

## LE MASSAGE SPORTIF

Le massage sportif est une technique utilisée pour soulager les tensions musculaires et améliorer la circulation sanguine. Il peut aider à diminuer les courbatures, prévenir les blessures en assouplissant les tissus musculaires, accélérer la récupération en favorisant une meilleure oxygénation des muscles. Pour cela, prévoyez une séance le plus rapidement possible après votre course avec un kiné ou un masseur professionnel, notamment après des compétitions ou des entraînements très intenses.

## DANS LA TÊTE D'UN COUREUR…
## PIERRE, 26 ANS

**Comment le run a-t-il changé votre vie ?**

*En me donnant un moyen de me dépasser, mais aussi de trouver un équilibre. Au départ, c'était surtout un défi, puis c'est devenu une véritable thérapie. À travers la course, j'ai appris à me connaître, à écouter mon corps et mes limites. Et même après avoir traversé un burn-out sportif, j'ai compris qu'avec la bonne approche, la course à pied peut vraiment être une source de bien-être et d'équilibre dans la vie.*

**Quel est votre meilleur souvenir de run ?**

*Ma première course officielle. L'ambiance, les encouragements, l'adrénaline… tout était magique ! Terminer cette course, c'était une victoire personnelle, un moment de fierté, de pure satisfaction.*

**Quel est votre pire souvenir ?**

*Mon pire souvenir est lié à ce fameux burn-out. Je m'étais tant poussé à fond que j'ai fini par perdre complètement le plaisir de courir. Un jour, pendant un entraînement, à peine dix minutes après le départ, j'ai dû m'arrêter, totalement vidé, du point de vue mental et physique. C'était la première fois que je ressentais un tel blocage, et je me suis rendu compte que j'avais besoin d'une vraie pause.*

**Quel est le meilleur conseil qu'on vous ait donné ?**
*« Écoute ton corps. » On le répète souvent, mais je n'avais jamais vraiment compris l'importance de ce conseil jusqu'à ce que je passe par un burn-out sportif. Aujourd'hui, je sais qu'il ne s'agit pas seulement de ne pas se blesser sur le plan physique. C'est en écoutant mon corps que j'ai réussi à retrouver un équilibre et le plaisir de courir.*

**Quel conseil donneriez-vous à un runner qui débute ?**
*De prendre son temps et de trouver son propre rythme. On a tendance à vouloir tout donner tout de suite, mais la course, c'est un marathon, pas un sprint. Il faut savoir profiter du processus, apprendre à apprécier chaque étape. Plus tu seras patient, plus ta progression sera naturelle et durable.*

**Quel conseil donneriez-vous à un runner qui veut progresser ?**
*Je lui dirais de ne jamais négliger la récupération. Oui, travailler dur est nécessaire, mais le repos est indispensable pour progresser.*

## À moi de jouer !

Quel est mon pire souvenir de run ?

_______________________________________________

_______________________________________________

_______________________________________________

_______________________________________________

_______________________________________________

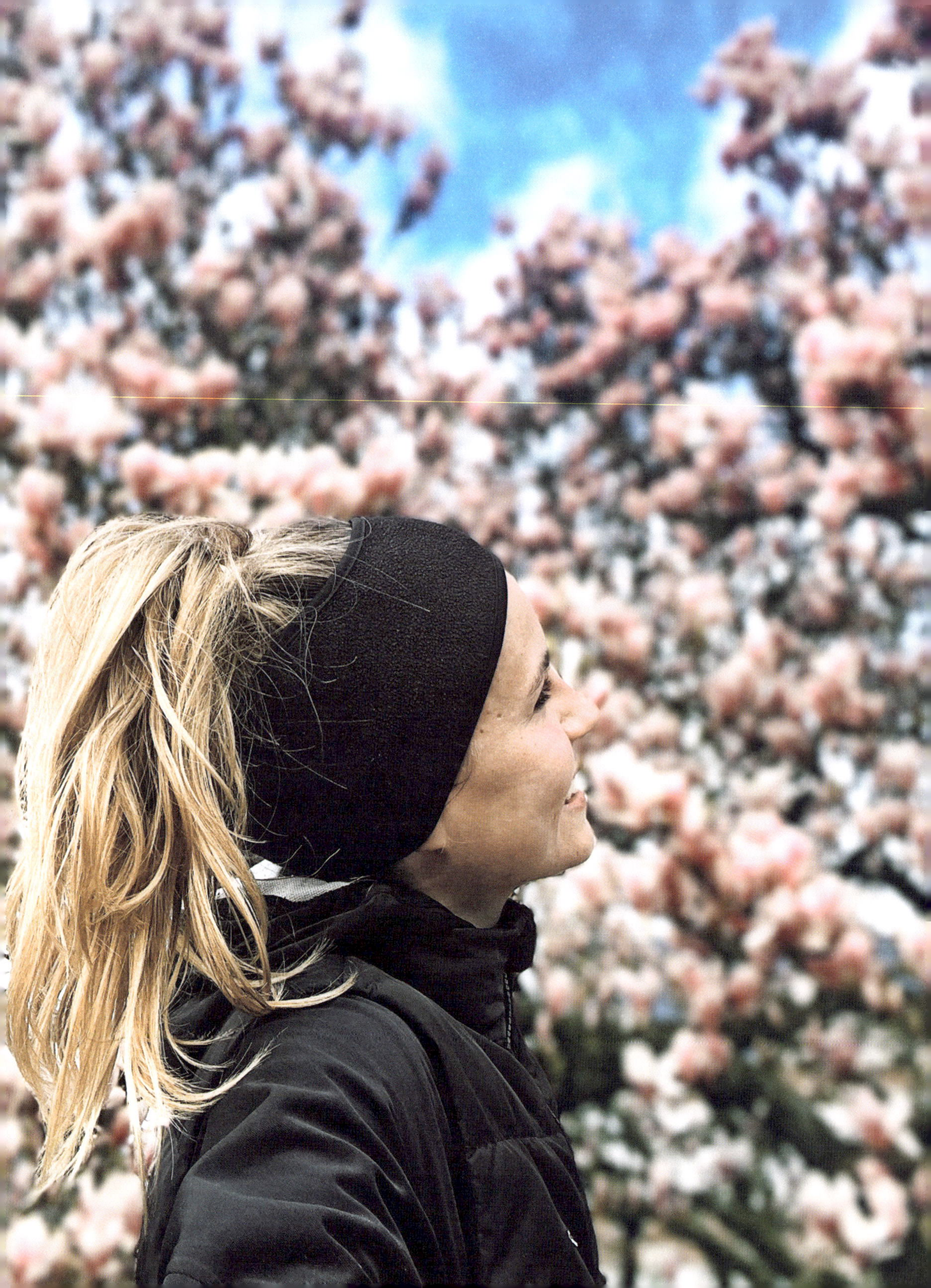

# 4.

# *Ma méthode pour* ADAPTER MON ALIMENTATION

Pendant longtemps, la nourriture a été un sujet dans ma vie. Aujourd'hui, j'ai tourné la page de l'anorexie grâce notamment au running. Je peux le dire, l'alimentation est devenue une clé de mon bien-être et de mon équilibre. Car mes performances et mes ressources pour bien courir dépendent d'elle. Je me souviens de mes débuts en course à pied, j'ai souvent commis l'erreur de négliger mon alimentation. Je me concentrais uniquement sur mes entraînements sans prendre en compte le contenu de mon assiette. Un jour, je suis partie pour une longue sortie avec quelques intervalles, et j'avais tellement envie de la réussir que j'ai décidé de me priver de petit-déjeuner, pensant que ça m'aiderait de courir plus légère. Résultat : au bout de quelques kilomètres, j'ai ressenti un gros coup de fatigue, et je n'ai pas pu tenir les allures prévues.

Avec le temps, j'ai appris à écouter mon corps et surtout j'ai compris que la nourriture était le carburant principal du coureur. Alors, je ne suis ni diététicienne ni médecin nutritionniste, mais une chose est sûre, je connais les aliments bons pour mon corps sur le bout des doigts ! Je profite de ce dernier chapitre pour vous livrer les clés d'une alimentation répondant à tous les besoins d'un runner !

# L'importance de l'hygiène de vie générale

**L'hygiène de vie joue un rôle essentiel dans les performances et la santé du coureur. L'alimentation, le sommeil, l'hydratation, la gestion du stress et la récupération doivent être considérés comme des piliers pour réussir en course à pied tout en minimisant les risques de blessures ou de surmenage.**

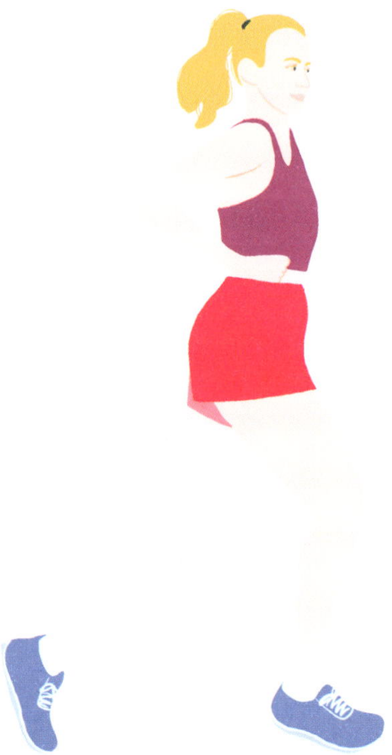

*Voici pourquoi ces éléments sont fondamentaux pour la course à pied.*

## UNE ALIMENTATION ÉQUILIBRÉE

Elle fournit l'énergie nécessaire pour les efforts d'endurance, favorise la récupération et améliore les performances à long terme. Les glucides, les protéines, les graisses saines, les vitamines et minéraux sont tous vitaux.

- **Les glucides :** ils sont la principale source d'énergie lors des courses longues. Les glucides complexes offrent un apport énergétique constant.
- **Les protéines :** elles sont importantes pour la réparation musculaire et la récupération.
- **Les bonnes graisses :** elles sont utilisées comme énergie sur les longues distances, elles sont essentielles pour une bonne santé générale.
- **Les vitamines et minéraux :** ils sont indispensables pour les fonctions musculaires, l'équilibre électrolytique et l'immunité.

## UN SOMMEIL DE QUALITÉ

Il favorise une bonne récupération (voir page 125).

## UNE HYDRATATION CONTINUE

Elle est cruciale, non seulement pendant l'effort, mais également au quotidien. Une bonne hydratation maintient la fonction musculaire, la circulation sanguine et la régulation de la température corporelle (voir page 129). En effet, la déshydratation entraîne une baisse de performance, une fatigue précoce et des risques de blessures comme les crampes.

## LA GESTION DU STRESS ET DU BIEN-ÊTRE MENTAL

Le bien-être mental influence les performances sportives. La course à pied exige de la discipline et de la motivation. Le stress, qu'il soit lié à la course ou à la vie quotidienne, peut affecter négativement le coureur. Différentes méthodes de relaxation existent, à vous de trouver celle qui vous correspond le mieux. Pour ma part, j'opte pour la respiration contrôlée, mais la méditation ou le yoga peuvent également améliorer la concentration et réduire le stress. Si vous êtes d'un naturel très stressé, en particulier avant les compétitions, certaines techniques de gestion du stress (**respiration profonde, méditation, visualisation, pleine conscience...**) sont susceptibles d'aider à gérer la pression des compétitions ou des entraînements intenses. Trouver une harmonie entre le travail, la vie personnelle et la course se révèle tout aussi important : un coureur équilibré sur le plan mental est plus régulier dans son entraînement et prend plaisir à courir.

## UNE PLACE ESSENTIELLE À LA RÉCUPÉRATION ET AUX SOINS DU CORPS

Nous avons vu que la récupération est une composante déterminante de la performance à long terme (voir page 109), tout comme l'attention apportée au corps. En effet, les massages aident à détendre les muscles, à améliorer la circulation et à prévenir les douleurs. Les bains froids réduisent l'inflammation après des entraînements intensifs.

# Entraînements et jours de compétition

**Une alimentation appropriée aux entraînements et aux jours de compétition est incontournable pour optimiser ses performances, favoriser la récupération, et empêcher tout inconfort digestif.**

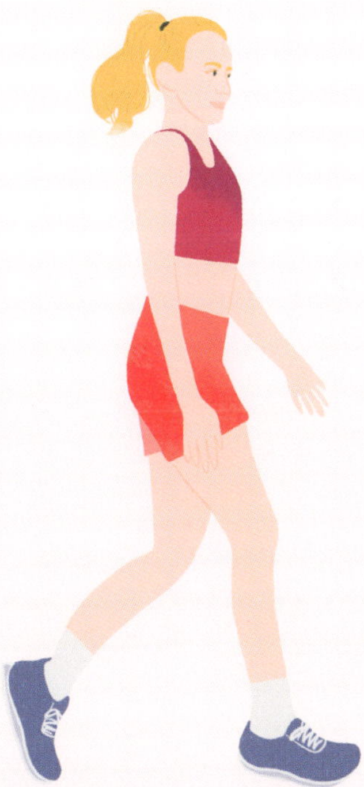

*Les jours d'entraînement et de compétition demandent une planification minutieuse pour éviter les désagréments et maximiser l'énergie disponible pendant l'effort.*

## L'ALIMENTATION QUOTIDIENNE LES JOURS D'ENTRAÎNEMENT

**L'objectif est de soutenir l'effort physique tout en permettant une récupération efficace.**

### Petit-déjeuner

Le petit-déjeuner doit être riche en glucides et fournir des protéines pour aider à la récupération musculaire après des entraînements matinaux.

**Exemples :**

> Flocons d'avoine avec du lait ou une boisson végétale, des fruits frais (banane, fruits rouges) et des graines de chia.
> Pain complet avec du beurre d'amande, un yaourt nature et une compote de pommes.

### Déjeuner

Le déjeuner doit apporter des glucides complexes pour maintenir les réserves énergétiques, ainsi que des protéines et des légumes pour favoriser la récupération.

**Exemples :**

> Riz complet, poulet grillé et légumes cuits à la vapeur (comme des brocolis ou des carottes).
> Quinoa avec des lentilles, des légumes grillés et une vinaigrette à base d'huile d'olive.

### Dîner

Le dîner doit être léger si l'entraînement a lieu en soirée, pour ne pas alourdir la digestion. Il doit comporter des glucides, des protéines maigres, et des fibres facilement digestibles.

**Exemples :**

> Pâtes complètes avec du saumon grillé et des épinards sautés.
> Patate douce rôtie avec du tofu et des légumes cuits.

### Les en-cas avant/après entraînement

Les collations aident à maintenir les niveaux d'énergie avant les séances et à récupérer après.

- **Avant l'entraînement (1 h à 2 h avant) :** prévoyez une collation légère, riche en glucides.

**Exemples :**

> Banane, barre de céréales maison, ou tartine de pain complet avec du miel.

• **Après l'entraînement (dans les 30 minutes) :** une collation riche en protéines et glucides pour favoriser la récupération.

**Exemples :**

> Smoothie à base de lait (ou boisson végétale) avec des fruits et des protéines (poudre de protéine, yaourt grec), ou une poignée d'amandes avec une pomme.

## L'ALIMENTATION LA VEILLE ET LE JOUR DE LA COMPÉTITION

**Les jours précédant une compétition, l'accent est mis sur le remplissage des réserves de glycogène, la prévention des troubles digestifs et l'hydratation.**

### Avant la compétition

**Le dîner de la veille** est crucial pour maximiser les réserves d'énergie. Il doit être riche en glucides et pauvre en fibres pour empêcher les désagréments digestifs le lendemain.

**Exemples :**

> Pâtes complètes avec une sauce tomate légère et un filet d'huile d'olive, accompagnées d'une portion de poulet grillé.

> Riz blanc avec du poisson grillé et quelques légumes cuits.

#### Le petit-déjeuner le jour de la compétition

Le petit-déjeuner doit être pris 2 à 3 heures avant la course pour permettre une bonne digestion. Il doit être riche en glucides facilement digestibles et faible en graisses.

**Exemples :**

> Porridge avec du miel et des fruits secs (abricots secs ou raisins secs).

> Pain complet avec un peu de confiture, accompagné d'une banane.

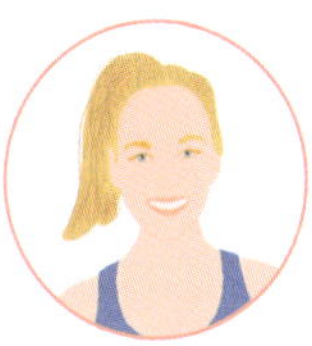

*Mon conseil*

**Évitez les aliments épicés, gras, ou trop riches en fibres qui pourraient provoquer des inconforts digestifs pendant la course.**

### Les coups de pouce pendant la course

Pour les courses longues (type semi-marathon ou marathon), s'alimenter pendant l'effort est primordial pour le maintien des niveaux d'énergie.

**Exemples :**

> Gels ou barres énergétiques facilement digestibles.

> Boissons isotoniques pour maintenir les électrolytes.

## L'APRÈS-COURSE

**Une fois la compétition terminée, bien se nourrir est crucial pour restaurer les niveaux de glycogène, réparer les muscles et réhydrater le corps.**

### Juste après la course (dans les 30 minutes)

L'apport en glucides et protéines après l'effort aide à reconstituer les réserves et à favoriser la réparation musculaire.

**Exemples :**

> Smoothie protéiné avec banane, lait végétal et poudre de protéines.

> Tartine de pain complet avec de l'avocat et un œuf poché.

> Boisson de récupération à base de lait ou d'eau de coco pour rééquilibrer les électrolytes.

### Le premier dîner après la compétition

Ce repas essentiel doit être riche en nutriments, avec une bonne combinaison de glucides, protéines et graisses saines pour favoriser une récupération totale.

**Exemples :**

> Quinoa ou pâtes complètes avec du saumon, des légumes grillés, et une sauce légère à base de yaourt ou d'huile d'olive.

> Légumes rôtis avec du poulet grillé et une portion de riz ou de pommes de terre.

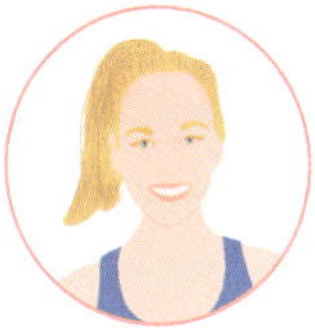

## Mes conseils

**Limitez les produits laitiers et les fibres** qui pourraient irriter l'estomac.

**Planifiez votre stratégie d'hydratation et de nutrition** avant la course. Testez les produits que vous envisagez d'utiliser lors de vos longues sorties d'entraînement pour voir comment votre corps les tolère.

**Prenez un gel énergétique ou une barre toutes les 30 à 45 minutes,** en veillant à boire régulièrement pour éviter la déshydratation. Pensez aussi à des en-cas comme des fruits secs ou des noix si vous préférez des options plus naturelles.

**Rappelez-vous que chaque coureur est différent,** alors, trouvez ce qui fonctionne le mieux pour vous et ajustez votre approche en conséquence.

**Écoutez votre corps en matière de nutrition aussi :** certains aliments peuvent mieux vous convenir que d'autres. Pensez à faire des essais pendant l'entraînement pour déterminer ce qui fonctionne pour vous.

**Adaptez vos apports selon la durée et l'intensité des séances :** plus les entraînements sont longs et intenses, plus l'apport en glucides doit être élevé.

**Buvez régulièrement** tout au long de la journée : c'est essentiel pour prévenir la déshydratation. Durant les périodes d'entraînement intense, intégrez des boissons isotoniques afin de maintenir les électrolytes.

# Peut-on se lâcher les jours de récupération ?

**Alors, je risque de vous décevoir, mais se « lâcher » sur l'alimentation les jours de récupération n'est pas recommandé ! Ces périodes d'entre-deux sont capitales pour la récupération musculaire, la reconstitution des réserves énergétiques et la préparation pour les prochains entraînements.**

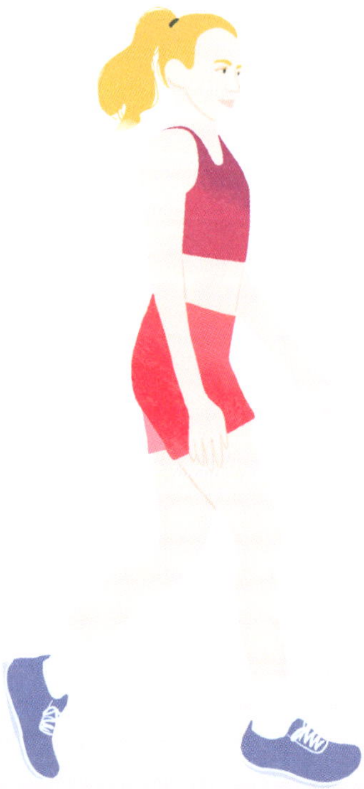

*Mais, rassurez-vous, vous pouvez sans problème profiter de ces jours particuliers pour vous faire plaisir, à condition de garder un certain équilibre.*

## POURQUOI UNE BONNE ALIMENTATION EST-ELLE ESSENTIELLE LES JOURS DE RÉCUPÉRATION ?

### Pour la récupération musculaire

Les jours de repos permettent aux muscles de se reconstruire après l'effort. Une alimentation riche en protéines et en nutriments est primordiale pour cette réparation. Consommer trop de junk food ou d'aliments trop gras peut ralentir ce processus.

### Pour la reconstitution des réserves de glycogène

Les glucides sont utilisés pour reconstituer les réserves de glycogène dans les muscles, ce qui est fondamental pour être prêt en vue des prochains efforts.

### Pour la préparation des entraînements à venir

Même pendant ces périodes sans entraînement, votre corps se prépare à l'effort futur, grâce notamment à une alimentation équilibrée qui apporte énergie et nutriments pour les séances suivantes.

### Pour le soutien du métabolisme et du système immunitaire

Une bonne alimentation après une phase d'entraînement intensif aide à maintenir un métabolisme efficace et renforce le système immunitaire, souvent mis à l'épreuve après des efforts intenses.

## PEUT-ON S'AUTORISER DES ÉCARTS ?

Oui, bien sûr ! Car il est important de ne pas se priver constamment, surtout les jours de récup' ! Les petits plaisirs, les écarts modérés de temps en temps permettent aussi de conserver une relation saine avec la nourriture. Voici les trois règles à connaître pour intégrer des plaisirs dans votre alimentation sans compromettre votre récupération.

### La règle de la modération

Si vous souhaitez vous faire plaisir avec une pizza, un dessert ou un plat que vous adorez particulièrement, pas de souci ! À condition de garder la quantité sous contrôle. Par exemple, une part de pizza ou une portion raisonnable de dessert après un repas équilibré est tout à fait acceptable.

### La règle de l'équilibre

Si un de vos repas est exceptionnellement plus riche ou plus gras (comme un burger ou un plat de pâtes avec une sauce crémeuse), pensez à bien équilibrer les autres sur le reste de la journée. Par exemple, si vous vous lâchez au déjeuner, optez pour un dîner plus léger, à base de légumes et de protéines maigres.

### La règle de la qualité

Plutôt que de consommer des aliments ultra-transformés, privilégiez des versions maison ou artisanales de vos plaisirs (comme une pizza faite maison, des desserts avec des ingrédients simples et naturels).

## L'IMPORTANCE DES NUTRIMENTS CLÉS, Y COMPRIS LES JOURS DE REPOS

### Les protéines

Même les jours sans entraînement, elles favorisent la récupération musculaire.
**Les bonnes sources :** les œufs, le poisson, la volaille, le tofu, ou les légumineuses.

### Les glucides complexes

Même sans effort physique intense, vos muscles ont encore besoin de glucides pour maintenir leurs réserves de glycogène.
**Les bonnes sources :** riz complet, quinoa, patates douces…

### Les graisses saines

Les graisses insaturées (huiles d'olive, avocat, noix, poisson gras) aident à la récupération et réduisent l'inflammation. En revanche, un excès de graisses saturées et transformées (frites, plats industriels) va ralentir la récupération.

### Les fruits et les légumes

Riches en vitamines et minéraux, ils contribuent au soutien du système immunitaire et de la régénération cellulaire. Mon conseil : prenez l'habitude d'en intégrer à tous les repas, même lors des petits écarts.

## QUELQUES IDÉES POUR SE FAIRE PLAISIR TOUT EN RÉCUPÉRANT BIEN

### Le brunch gourmand

Des pancakes maison avec des fruits frais et un peu de sirop d'érable, accompagnés de yaourt grec et de miel... C'est à la fois savoureux et nutritif.

### La pizza maison

Sur une pâte complète, ajoutez des ingrédients sains comme des légumes variés (types champignons), du poulet grillé, de la dinde en morceaux, de la mozzarella légère.

### Le snack sucré mais sain

Préparez-vous des en-cas comme des energy balls à base de dattes, noix et chocolat noir pour satisfaire vos envies de sucré sans surcharger votre corps de sucres raffinés.

### *Ma recette d'energy balls*

- 100 g de flocons d'avoine (pour l'énergie et les fibres)
- 125 g de beurre de cacahuète (pour la texture et les protéines)
- 80 g de sirop d'érable (pour la douceur)
- 30 g de graines de chia ou de lin (pour les oméga 3 et les fibres)
- 30 g de noix ou de graines (amandes, noix de pécan...)
- 1/2 cuillère à café d'extrait de vanille (optionnel)
- 30 g de pépites de chocolat (optionnel, pour la touche sucrée)

Mélangez les ingrédients secs dans un premier temps puis ajoutez les ingrédients humides. Mélangez le tout jusqu'à ce que tous les ingrédients soient bien combinés. Si la pâte est trop sèche, vous pouvez ajouter un peu d'eau ou de lait pour l'humidifier. Ajoutez les pépites de chocolat. Puis formez les boules avec vos mains. Si la pâte colle trop, vous pouvez mouiller légèrement vos mains. Disposez ensuite les energy balls sur une plaque et placez-les au réfrigérateur pendant environ 30 minutes pour qu'elles durcissent. Conservez-les dans un contenant hermétique au frais. Elles se gardent bien pendant à peu près une semaine, voire plus au congélateur.

# Zoom sur les cas particuliers

*Le poids est-il un problème ?*

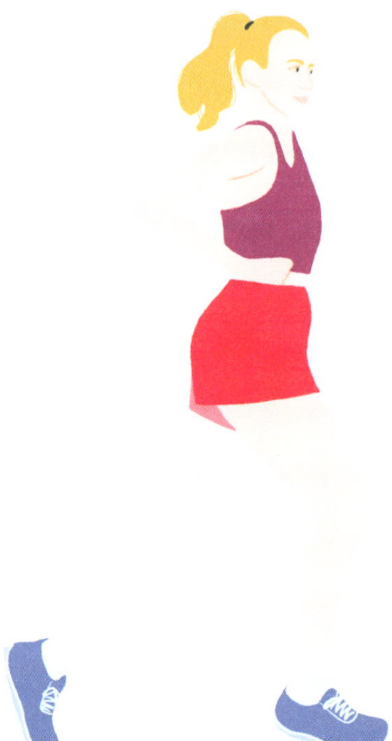

## JE SUIS EN SURPOIDS, PUIS-JE QUAND MÊME COURIR OU DOIS-JE D'ABORD PERDRE DU POIDS ?

Il est tout à fait possible de courir en étant en surpoids, l'activité physique peut même être un excellent moyen d'affiner votre silhouette et d'améliorer votre condition physique et votre endurance. La course à pied est en effet un exercice cardiovasculaire qui brûle beaucoup de calories et favorise la perte de poids, si cette activité est combinée à une alimentation équilibrée. Au-delà des bienfaits physiques, la course à pied a également un effet positif sur le bien-être mental. Elle aide à réduire le stress, améliore l'humeur, et booste la confiance en soi… des bienfaits psychologiques qui peuvent être particulièrement motivants lorsqu'on cherche à perdre du poids.

Cependant, certaines précautions sont à prendre pour éviter les blessures et maximiser les bénéfices de la course à pied. En cas de surpoids, les articulations (genoux, chevilles, hanches) subissent une charge plus importante lors de l'impact au sol. Voici quelques conseils pour diminuer le risque de blessure.

- **Commencez progressivement :** au début, alternez la marche et la course. Par exemple, commencez par 1 minute de course suivie de 2 minutes de marche, puis augmentez peu à peu la durée de la course à mesure que votre corps s'habitue à l'effort.

- **Choisissez de bonnes chaussures :** un modèle adapté à votre morphologie et offrant un bon amorti est essentiel pour protéger vos articulations (voir mes conseils page 64).

- **Entraînez-vous sur des surfaces souples :** privilégiez de préférence les chemins en terre ou les pistes en tartan pour courir, car ces terrains absorbent mieux les chocs que le béton ou l'asphalte.

- **Prévoyez du renforcement musculaire dans vos séances :** les exercices comme les squats, les fentes et le gainage aident à renforcer les muscles qui soutiennent vos genoux et vos hanches, réduisant ainsi le risque de blessure.

- **Réajustez les efforts :** en cas de douleurs articulaires ou musculaires persistantes, ralentissez ou faites une pause. Certes, avoir des courbatures au début est normal, mais des douleurs aiguës ou prolongées peuvent être des signes de blessure.

- **Adaptez l'intensité et la fréquence des sorties :** au départ, un rythme de deux à trois séances de course par semaine est largement suffisant. L'objectif est de permettre à votre corps de s'habituer tout en ayant assez de temps de récupération entre les sessions. À mesure de vos progrès, vous pourrez augmenter la fréquence et l'intensité des séances.

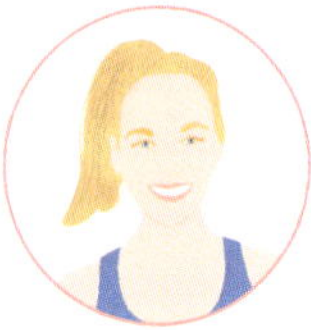

## Mes conseils

**Favorisez les glucides complexes** (quinoa, riz complet, patates douces) afin de fournir l'énergie nécessaire lors de vos séances de course.

**Augmentez vos apports en protéines** (poulet, poisson, œufs, légumineuses) pour aider à la récupération musculaire.

**Réduisez les sucres raffinés et les graisses saturées** pour encourager une perte de poids saine et régulière.

**Hydratez-vous convenablement :** l'eau est essentielle pour maintenir de bonnes performances et pour la récupération.

- **Diversifiez l'entraînement :** d'autres activités pourront vous aider à améliorer votre condition physique et à perdre du poids tout en ménageant vos articulations. Je pense notamment à la marche rapide, excellente alternative à la course, elle brûle également des calories sans trop solliciter les articulations. Mais aussi au vélo (parfait pour renforcer les jambes et améliorer l'endurance tout en évitant l'impact), à la natation (idéale pour un entraînement complet du corps, sans impact sur les articulations) et, en salle, au vélo elliptique (bonne machine pour reproduire les mouvements de la course sans l'impact au sol).

## QUE PUIS-JE MANGER POUR ACCOMPAGNER LA COURSE ET LA PERTE DE POIDS ?

L'exercice seul ne suffit pas pour perdre du poids efficacement. Il est important d'adopter une alimentation équilibrée, à la fois limitée en calories par rapport à vos dépenses, mais qui donne les nutriments essentiels pour soutenir vos efforts.

### Bon à savoir

**En cas de surpoids important ou de problèmes de santé associés (hypertension, diabète, douleurs articulaires chroniques...), il est conseillé de consulter un médecin avant de commencer un programme de course à pied.**

# Peut-on courir avec des TCA ?

**Les troubles du comportement alimentaire (TCA) n'empêchent pas de courir, mais cela doit être fait avec précaution et sous la supervision d'un professionnel de santé.**

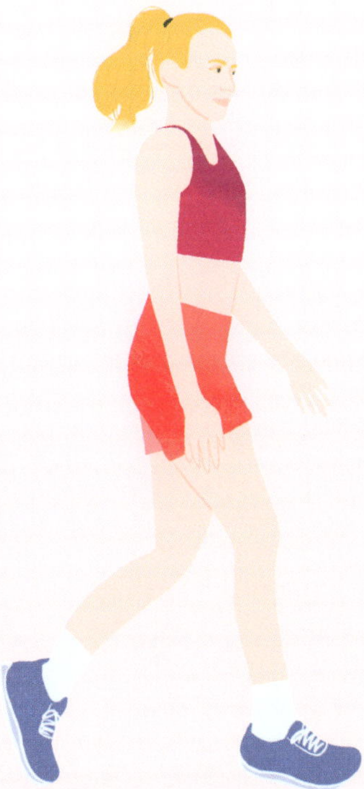

*Quels sont les risques et les bénéfices ?*

## LE RISQUE DE L'HYPERACTIVITÉ

En effet, pour de nombreuses personnes ayant des TCA, l'exercice peut devenir une obsession, ce comportement s'appelle l'hyperactivité. Celle-ci peut conduire à un surentraînement, des blessures ou encore un déséquilibre physique et mental. De plus, les personnes souffrant de TCA ne sont souvent pas en mesure de consommer suffisamment de calories pour soutenir leur dépense énergétique journalière. On observe donc la plupart du temps une augmentation de la fatigue, une diminution des performances ou des complications de santé.

## LES BÉNÉFICES THÉRAPEUTIQUES

L'exercice, en libérant des endorphines, contribue à la réduction de l'anxiété et à l'amélioration de l'humeur. De plus, atteindre des objectifs de course peut favoriser une meilleure estime de soi et redonner l'envie de s'alimenter correctement pour performer. Enfin, en sachant que les TCA ont tendance à isoler, le fait de participer à des courses ou à des groupes de course est à même d'aider à établir des connexions sociales positives.

## LES DÉFIS LIÉS AUX TCA

Courir offre de nombreux avantages physiques et mentaux. Mais pour les personnes sujettes aux troubles du comportement alimentaire (TCA), et croyez-moi, je sais de quoi je parle, la course à pied peut présenter quelques défis. Les TCA engendrent des rapports complexes avec l'alimentation, le corps et l'exercice physique, compliquant d'autant plus le parcours vers une pratique saine et équilibrée.

Les troubles du comportement alimentaire (anorexie, boulimie, hyperphagie) affectent la façon dont on se perçoit et entachent la relation que l'on entretient avec la nourriture.

Voici à quoi ressemble un TCA et pourquoi ils sont problématiques dans la pratique du running.

- **Une obsession pour le poids et l'image corporelle.** La course à pied est alors utilisée comme un moyen de contrôler le poids, ce qui peut exacerber les comportements alimentaires désordonnés.
- **Des comportements alimentaires restrictifs** comme la restriction des calories, la diète déséquilibrée ou des cycles de suralimentation suivis de purges qui influent sur la récupération et accentuent donc le risque de blessure.

• **Des difficultés émotionnelles** comme l'anxiété, la dépression et la faible estime de soi. Ces difficultés impactent généralement la motivation et la performance en course.

## LES RISQUES ASSOCIÉS À LA COURSE EN CAS DE TCA

Pour ceux qui souffrent de TCA, la course à pied présente plusieurs complications.

• **Un risque de surmenage et blessures :** l'excès d'exercice est courant chez les personnes atteintes de TCA, avec le danger d'entraîner des blessures physiques (comme des fractures de stress) et d'aggraver des problèmes de santé préexistants.

• **Un déséquilibre nutritionnel :** un apport calorique insuffisant pour soutenir l'exercice est susceptible de provoquer une fatigue extrême, une diminution des performances et une mauvaise récupération après l'effort.

• **Un trouble de la santé mentale :** la course peut devenir une obsession, contribuant à des cycles de culpabilité et de honte liés à l'alimentation et à l'activité physique.

## UNE APPROCHE ÉQUILIBRÉE DE LA COURSE EN CAS DE TCA

### Établir des objectifs réalistes

Se fixer des objectifs d'entraînement qui ne tournent pas uniquement autour de la perte de poids ou de l'apparence physique.

**1. Améliorer la distance :** augmenter progressivement la distance parcourue sans se soucier du temps ou de la vitesse.

**2. Participer à des événements :** s'inscrire à des courses locales pour se concentrer sur l'expérience plutôt que sur la performance.

### Réapprendre à écouter son corps

**1. La faim et la satiété** : respectez vos sensations corporelles. Évitez de courir si vous êtes trop fatigué ou si vous ressentez une douleur.

**2. Le besoin de repos :** intégrez des jours de repos et de récupération dans votre routine d'entraînement.

## Trouver un soutien professionnel

Consulter un professionnel de la santé (nutritionniste, psychologue, entraîneur spécialisé) est primordial. Ces experts sont en mesure d'aider à établir un plan nutritionnel adapté qui encourage à la fois l'entraînement et la guérison tout en proposant des stratégies pour gérer l'anxiété liée à la performance et aux comportements alimentaires.

## Se concentrer sur le plaisir

N'oubliez pas pourquoi vous courez. Trouvez du plaisir dans l'activité physique en explorant de nouveaux parcours ou des environnements naturels. Participer à des courses avec des amis permet aussi de créer un sentiment de communauté.

# Mon plat préféré d'avant-course

*Ni trop gras,
ni trop épicé*

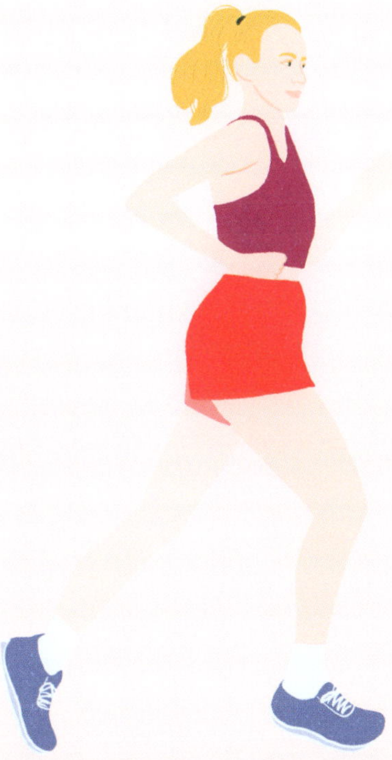

## Je vous donne ma recette de pâtes complètes aux légumes et protéines maigres !

Les pâtes sont une excellente source de glucides complexes, essentiels pour constituer des réserves d'énergie (glycogène) avant une course. Les pâtes, associées à des légumes cuits, riches en fibres, et des protéines maigres, représentent un repas équilibré et facile à digérer.

**Ingrédients**

- Pâtes complètes (80-100 g) : source principale de glucides complexes.
- Blanc de poulet grillé ou tofu si vous êtes végétarien (environ 120-150 g) : pour des protéines maigres.
- Légumes rôtis (courgettes, poivrons, carottes) : pour les vitamines, minéraux et fibres.
- Huile d'olive (1 cuillère à soupe) : pour de bonnes graisses, qui favorisent l'absorption des vitamines et contribuent à la satiété.
- Herbes fraîches (basilic, persil) et un peu de parmesan râpé pour la saveur (optionnel).

## Pourquoi ce plat est-il idéal ?

- **Glucides complexes :** les pâtes complètes fournissent une énergie durable pour la course du lendemain.
- **Protéines :** le poulet (ou le tofu) aide à la réparation et la récupération musculaire.
- **Fibres et micronutriments :** les légumes apportent des fibres pour la digestion ainsi que des vitamines et minéraux essentiels (comme le magnésium et le potassium).
- **Graisses saines :** un peu d'huile d'olive pour soutenir l'absorption des nutriments sans être trop gras.

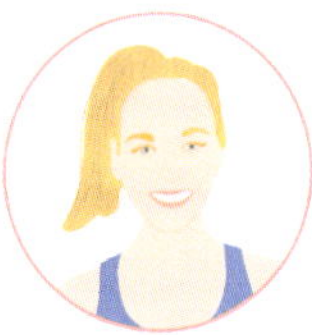

*Mon conseil*

**La veille, évitez les plats trop épicés ou gras, car ils risquent de perturber la digestion, ainsi que les repas trop volumineux.**

# Mes astuces qui changent tout !

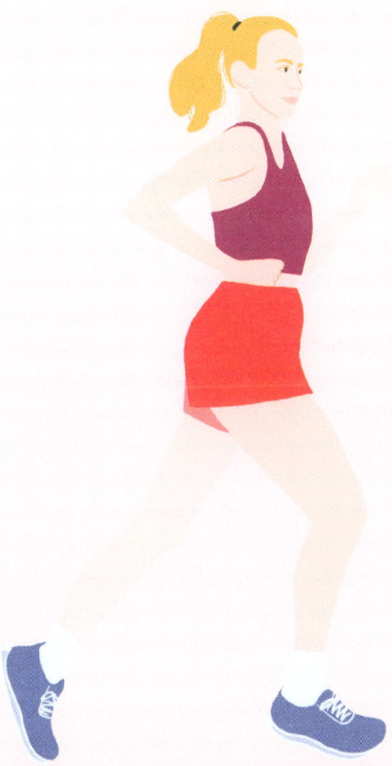

*Je prépare mes repas à l'avance !*

## CUISINER SES REPAS À L'AVANCE

Le « meal prep » permet de planifier vos repas et de les cuisiner à l'avance pour ne pas céder à des options moins saines quand on a faim ! C'est aussi une façon de gagner du temps pour les courses. Vous pouvez par exemple disposer d'une liste d'une dizaine de menus types que vous n'avez plus qu'à répartir.

## CHOISIR LES BONS GLUCIDES AVANT LES COURSES

Préférez des glucides à digestion lente comme le riz brun, les patates douces ou les flocons d'avoine avant une course pour bénéficier d'une énergie prolongée.

## PRIVILÉGIER LES ALIMENTS ENTIERS ET NON TRANSFORMÉS

Favorisez les aliments bruts (fruits, légumes, légumineuses, céréales complètes, viandes maigres) plutôt que les aliments ultra-transformés. Ils sont plus riches en nutriments essentiels et moins caloriques.

## ADOPTER LA RÈGLE 80/20

Mangez sainement 80 % du temps et permettez-vous des petits plaisirs les 20 % restants. Cette règle simple va vous aider à maintenir une alimentation équilibrée sur le long terme sans frustration.

## NE PAS DIABOLISER LES GRAISSES

Inclure des graisses saines (avocat, huile d'olive, noix, poisson gras) dans votre alimentation est important pour la santé cardiovasculaire et la satiété. C'est souvent un macronutriment sous-estimé.

## TENIR UN JOURNAL ALIMENTAIRE

Tenir un journal alimentaire peut s'avérer bénéfique pour les coureurs souhaitant optimiser leurs performances, évaluer leurs progrès au fil du temps et adapter leur régime alimentaire. Ce carnet permet non seulement de suivre notre alimentation, mais aussi d'analyser son impact sur notre corps et notre entraînement.

## RESPECTER SA SATIÉTÉ

Comprendre et reconnaître les signaux de satiété peut aider à mieux gérer votre alimentation et à éviter les excès.

- **Les signaux peuvent être physiques** (réduction de la faim, sensation de lourdeur) **ou émotionnels** (un sentiment de bien-être et de satisfaction après un repas).
- **Certains aliments favorisent la satiété :** les aliments riches en fibres, en protéines et en graisses saines rassasient plus longtemps, c'est par exemple le cas de certains légumes, des légumineuses, des noix et des grains entiers.
- **La pratique de la pleine conscience** pendant les repas affine la perception de la satiété. Il faut prendre le temps de savourer chaque bouchée, éviter les distractions (télévision ou téléphone), et écouter les sensations corporelles.

## DANS LA TÊTE D'UN COUREUR…

# JEANNE, 19 ANS,

## atteinte d'anorexie mentale.

### Comment le run a-t-il changé votre vie ?

*C'est le seul moment de la journée où mon cerveau est sur off. Je me ressource pleinement, je ne pense plus à rien, tous les petits tracas du quotidien disparaissent. Dans des périodes compliquées, la course m'a donné des objectifs et m'a aidée à aller mieux en me maintenant dans une dynamique de dépassement de moi-même.*

### Quel est votre meilleur souvenir de run ?

*Le premier : le semi-marathon de Paris, parce que c'était mon premier semi-marathon, que l'ambiance était vraiment folle et que je l'ai fait avec mon papa ! En plus, je n'ai pas forcément « souffert » pendant la course, je sentais que mon allure était plus rapide que d'habitude, mais j'arrivais toujours à parler, donc ça allait !*
*Le deuxième, c'est quand ma sœur m'a proposé d'aller courir sous une tempête. On a fait 7 km sous la pluie et le vent. OK, comme ça, ça ne fait pas rêver, mais dans le contexte, c'était super drôle. Je n'ai jamais autant rigolé pendant une sortie run, le vent soufflait tellement qu'on ne parvenait pas à avancer !*

### Quel est votre pire souvenir ?

*Cet été, je suis partie courir un matin vers 7 h avant de me rendre au boulot. Après 3 km, je me suis pris les pieds dans un fil électrique que je n'avais pas vu. Résultat : trois points de suture au menton !*

**Quel est le meilleur conseil qu'on vous ait donné ?**

*« Le repos fait partie de l'entraînement. » J'avoue que je ne suis pas un modèle concernant le repos, car je n'aime pas vraiment couper... Le jour où je me suis blessée en en ayant trop fait, j'ai bien regretté de ne pas avoir appliqué ce conseil ! Le repos est indissociable de l'entraînement, l'entraînement excessif est contre-productif, et parfois, il vaut mieux stopper une semaine plutôt que de ne plus pouvoir courir pendant deux mois parce que vous êtes têtu comme moi.*

**Quel conseil donneriez-vous à un runner qui débute ?**

*« Courir lentement pour aller plus vite. » N'essayez pas de brûler des étapes, courez à votre rythme et tâchez de prendre du plaisir. Ne vous comparez pas à des personnes qui courent depuis plus longtemps que vous...*

**Quel conseil donneriez-vous à un runner qui veut progresser ?**

*Ne pas négliger l'hygiène de vie : le sommeil, l'alimentation, l'hydratation... tous ces paramètres jouent sur votre niveau de forme !*

*À moi de jouer !*

*Quel est le meilleur conseil qu'on m'ait donné (y compris dans ce livre) ?*

______________________________

______________________________

______________________________

______________________________

______________________________

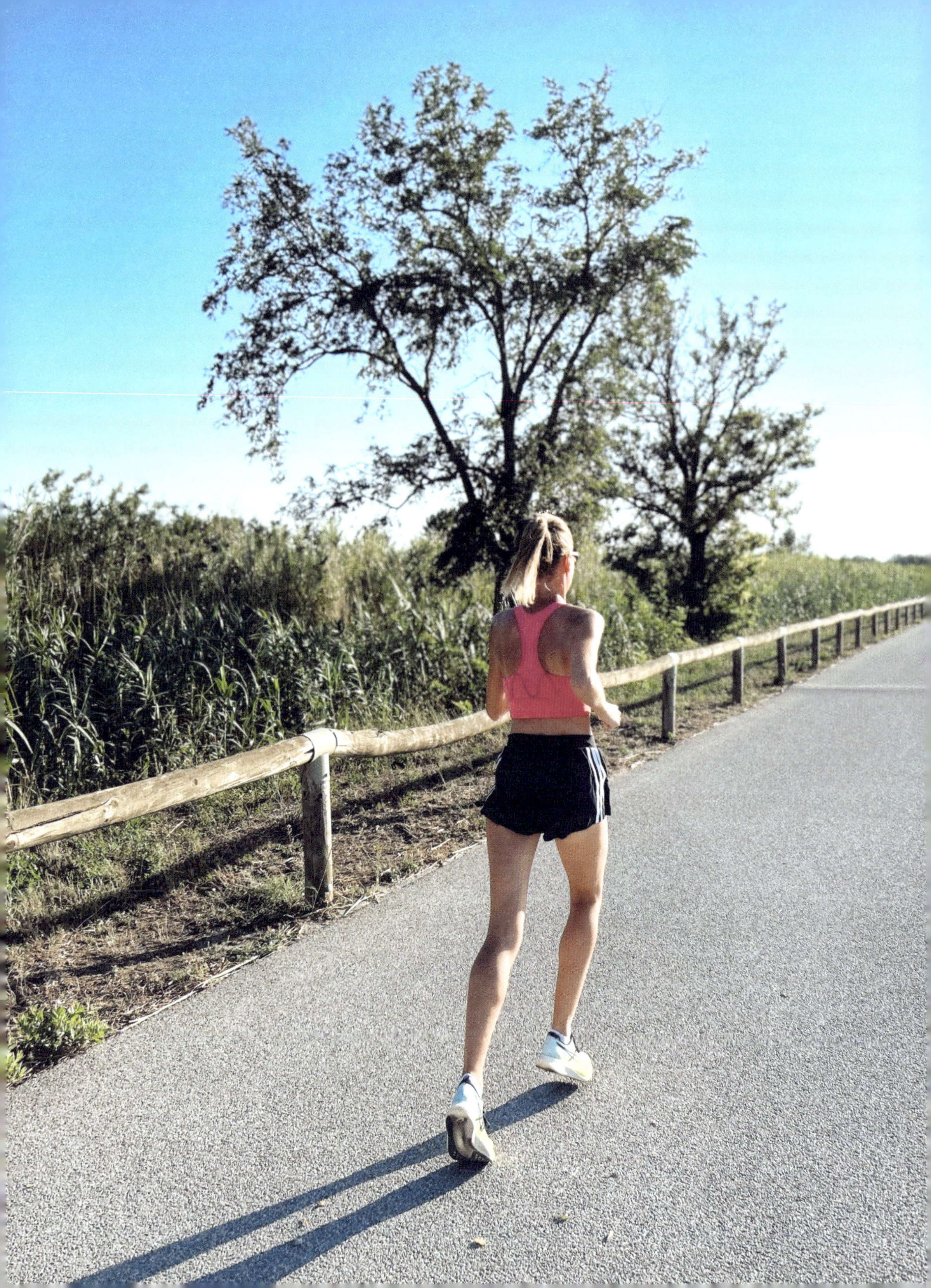

# CONCLUSION

Lorsque je chausse mes baskets et que je sors pour un entraînement, un mélange d'excitation et d'appréhension m'envahit. Les premiers pas sont souvent hésitants, mais au fur et à mesure que mon corps s'échauffe, je sens la libération de la fatigue accumulée. L'air frais, le bruit de mes foulées sur le bitume, l'ensemble crée une sorte de bulle où le monde extérieur s'efface. Pendant l'entraînement, il y a des moments de pure euphorie, surtout lors des fractionnés où je repousse mes limites. Chaque répétition représente un petit combat, une danse entre la douleur et la satisfaction. Les muscles brûlent, mais c'est une brûlure familière, presque réconfortante. Je pense à mes objectifs, aux courses à venir, et cela me motive à avancer. Parfois, ma voix intérieure me dit de ralentir, mais je l'ignore, déterminée à me surpasser. Quand arrive le jour de la course, l'adrénaline prend le relais. L'atmosphère est électrisante, peuplée de visages inconnus, mais partageant tous la même passion. Les nerfs et l'excitation se mélangent. À chaque coup de feu de départ, un frisson parcourt mon corps. Les premiers kilomètres passent rapidement, souvent noyés dans une euphorie collective, mais les pensées commencent à s'intensifier. Je me concentre sur ma respiration, sur ma foulée, et je sens le rythme de mon cœur, battant comme un tambour, me guidant. Les moments difficiles surgissent, surtout dans la seconde moitié de la course. La fatigue s'installe, et je lutte contre des idées décourageantes. C'est là que la détermination prend la suite. Je me remémore toutes les séances d'entraînement, ces jours où j'ai appris à gérer la douleur. Je m'accroche à la sensation d'achever une course, à la fierté qui accompagne la ligne d'arrivée. Quand je franchis cette ligne, un mélange d'euphorie et d'épuisement m'envahit. C'est la récompense d'un effort, d'un voyage, et je réalise que chaque goutte de sueur, chaque moment de doute en valait la peine. J'espère avoir réussi à partager avec vous ma passion pour le run et vous avoir donné, à vous aussi, l'envie de chausser vos baskets. La course, c'est plus qu'un sport, c'est une métaphore de la vie, un défi constant où chaque pas compte...

MIXTE
Papier | Pour une gestion forestière responsable
FSC® C007507
www.fsc.org

Cet ouvrage est composé de matériaux issus de forêts bien gérées certifiées FSC®,
de matériaux recyclés et de matériaux issus d'autres sources contrôlées.
Le Forest Stewardship Council® est une organisation internationale non gouvernementale
qui encourage une gestion écologiquement adaptée, socialement bénéfique
et économiquement viable des forêts de la planète. Pour en savoir plus,
consultez le site www.fsc.org

Achevé d'imprimer en mars 2025 par Graphycems
Dépôt légal : avril 2025

*Imprimé en Espagne*